"重庆广播电视大学特色学院建设" 系列成果

瑜伽模块化
教学教程

顾　问：刘生亮　吴小梅

主　编：胡　娜

副主编：罗　湲　孟　琴　胡志强

重庆大学出版社

图书在版编目（CIP）数据

瑜伽模块化教学教程 / 胡娜主编. --重庆：重庆大学
出版社，2020.8

ISBN 978-7-5689-2309-5

Ⅰ.①瑜… Ⅱ.①胡… Ⅲ.①瑜伽—教材 Ⅳ.
①R793.51

中国版本图书馆CIP数据核字（2020）第126294号

瑜伽模块化教学教程

顾问：刘生亮 吴小梅

主编：胡 娜

副主编：罗 溪 孟 琴 胡志强

策划编辑：贾 曼 唐笑水

责任编辑：李正淑 版式设计：唐笑水

责任校对：王 倩 责任印制：张 策

*

重庆大学出版社出版发行

出版人：饶帮华

社址：重庆市沙坪坝区大学城西路21号

邮编：401331

电话：（023）88617190 88617185（中小学）

传真：（023）88617186 88617166

网址：http://www.cqup.com.cn

邮箱：fxk@cqup.com.cn（营销中心）

全国新华书店经销

重庆巍承印务有限公司印刷

*

开本：787mm×1092mm 1/16 印张：8.25 字数：270千

2020年8月第1版 2020年8月第1次印刷

印数：1—1000

ISBN 978-7-5689-2309-5 定价：39.80元

序言

自"一带一路"倡议提出以来，我国进入全面深化改革开放的新时期。教育行业在做好教育服务输出的同时，也需要吸收借鉴"一带一路"沿线国家悠久的历史与文化，为我们丰富教育教学内容、打造更高水平的国际化教育课程提供跨文化视角及跨文化资源。

瑜伽是起源于印度的一种古老的修行术，其深厚内涵可追溯到宗教以及哲学层面，而其外在表现形式主要为体式练习。瑜伽在走向世界、为世界所认知和接受的过程中不断演化、不断被本地化改造，其宗教性早已退去，而运动性得到保留和发展，逐渐形成了当前我们所认识的瑜伽，即瑜伽健身及放松运动。瑜伽通过给予练习者适宜的运动负荷，有效锻炼练习者的神经系统、循环系统、呼吸系统等，通过体式练习达到增强肌肉力量和身体柔韧性的目的，塑造练习者优美的体态。同时，通过专注的瑜伽练习可以帮助练习者舒缓身心、释放压力。瑜伽的相关课程已在全国多所高校作为大学生体育选修课以及美育课程而开设，深受广大师生喜爱。因此，本书尝试将当前国际、国内流行的极具美感的瑜伽健身及放松运动与大学生形体层面的运动教学、心灵层面的美育教学相融合，以充分发挥瑜伽的运动功效及美育功效。

本书主要由瑜伽基础理论与瑜伽体式精讲两部分组成，重点在于吸收借鉴瑜伽体式练习的有益之处，以培养学生的体能及意志。前三章主要介绍了瑜伽起源及流派、瑜伽呼吸及安全、瑜伽与美育教学。后六章以瑜伽脉轮为线条，分别详细介绍了与根轮主题相关的根基正位体式、与生殖轮主题相关的滋养开髋体式、与脐轮主题相关的核心控制体式、与中脉主题相关的脊柱脉动体式、与心轮主题相关的开肩后弯体式以及与顶轮主题相关的高级综合体式。后六章末尾还安排了仰卧放松休息术，目的是培养练习者运动后的放松修复意识。附录部分增加了深受年轻人喜爱的双人瑜伽体式赏析。

本书在编写及拍摄过程中得到了重庆市九龙坡区社区教育学院的大力支持，得到了孟琴、西泽等多位国内知名瑜伽导师的技术指导，在此一并致谢。

本书是"重庆广播电视大学特色学院建设"系列成果之一，是重庆广播电视大学社区教育管理学院指定教材，是重庆市社会科学规划培育项目《"立德树人"目标下重庆高职美育发展策略研究》（项目编号 2019PY59）阶段性研究成果。

胡　娜

2020 年元月

目 录

第一章

瑜伽起源及流派

本章对瑜伽起源及流派作简单介绍，旨在让练习者对相关国家的历史文化有所了解。同时，为本书后面章节的体式实践教学内容提供基础的瑜伽理论支撑，构建以最古老的传统哈他瑜伽体系为参照的内容框架，进而充分挖掘瑜伽体式内容的体育及美育效用。

第一节 瑜伽起源与发展

瑜伽（yoga）起源于印度，其梵语词根为"yuj"，意为联合、加入、束缚，即把人的注意力集中起来加以引导、运用和实施。在印度瑜伽语境中，练习瑜伽的人被称为瑜伽修行者，梵语中称男性瑜伽修行者为"yogi"，女性瑜伽修行者为"yogini"。据20世纪后期的考古发掘及相关研究表明，具有瑜伽修行者形象的出土文物始见于印度西北部河流流域文明，迄今有6000到7000年的历史。

公元前15世纪至公元前8世纪是瑜伽的原始时期。在这个时期，印度的《吠陀》经典中有了关于瑜伽最早的书面文字记载。《吠陀》经典是印度上古时期一系列经典文献的总集，历来被认为是印度最古老的经典，其产生的年代可上溯到公元前15世纪，最晚的典籍也约成书于公元前6世纪。《吠陀》经典有广义和狭义之分。狭义的《吠陀》经典指最古老的4部吠陀经集：《梨俱吠陀》《娑摩吠陀》《夜柔吠陀》《阿闼婆吠陀》；广义的《吠陀》经典指与4部经集相关的经典文献，主要包括散文体的《梵书》《森林》等经典。

公元前8世纪至公元前5世纪是瑜伽的前经典时期。在这个时期，《奥义书》出现了，该典籍进一步阐述了《吠陀》经文，瑜伽成为一种重要的修行方式。

公元前5世纪至公元前2世纪是瑜伽的经典时期。在这个时期出现了瑜伽历史上最为重要的两部经典著作《薄伽梵歌》和《瑜伽经》。印度古代瑜伽大师帕坦伽利在《瑜伽经》中将瑜伽的修行练习总结归纳为瑜伽练习的八个阶段，依次为：持戒，即普遍适用的道德戒律；内制，即通过自律进行自律净化；体式，即肌肉的控制过程、身体的体能练习；呼吸控制，即有节律、有控制地呼吸；制感，即精神从感官和外部事物的奴役中撤回并获得解放；专注，即觉知力的培养；冥想；入定或三摩地，即由深邃的冥想中产生的超然意识，此时瑜伽修行者与他的冥想对象合二为一。帕坦伽利阐释的瑜伽练习八个阶段涵盖了身、心、灵三个层面。[1]

公元前2世纪至公元17世纪是瑜伽的后经典时期。在这个时期，哈他瑜伽获得了蓬勃发展。印度瑜伽大师斯瓦特玛拉玛所著的《哈他之光》被认为是现存最古老的哈他瑜伽典籍。

公元18世纪以来是瑜伽的近代时期。近代瑜伽中最著名的瑜伽大师之一是斯瓦米·悉瓦南达（Swami Sivananda），他在印度瑜伽圣城瑞诗凯诗建立了进修中心，并在美国与欧洲等地开办学校，系统化地传授瑜伽。斯瓦米·悉瓦南达提出了瑜伽练习的五大原理，依次为合理的放松、合理的锻炼、合理的呼吸、合理的饮食、积极正面的思想和冥想。通过诸多瑜伽大师的共同努力，瑜伽练习日臻科学与完善，现在越来越受到大众的喜爱和认可。

---

[1]　B.K.S. 艾扬格 . 瑜伽之光 [M]. 王晋燕，译 . 北京：当代中国出版社，2011.

第二节　瑜伽流派与特点

从原始瑜伽到近代瑜伽，印度瑜伽经过几个世纪的发展演变逐渐走向世界，成为一种家喻户晓的大众运动形式。在漫长的发展和面向世界的传播过程中，瑜伽形成了多种不同的流派，每一种流派各具特色。下面简单介绍几种主要的瑜伽流派，并重点介绍古老的哈他瑜伽及其现代表现形式。

（一）哈他瑜伽

哈他瑜伽（Hat'ha）是古老的瑜伽流派，始于公元前5世纪。该流派历史悠久，积累了多种瑜伽训练方法，概述详载于《哈他瑜伽经》（*Hat'ha Yoga pradi'pika*）。哈他瑜伽的主要字义与功能有三个：第一，"ha"是人体第五个脉轮的音根，"t'ha"是第六个脉轮的音根，此种锻炼试图通过肉体的锻炼来历练心智。第二，"ha"是热或动的音根，"t'ha"是冷或静的音根，一个是行动波流，另一个是停止行动波流，这两个相对相反的波流"ha"和"t'ha"，将左脉和右脉强行合二为一，因此称为哈他瑜伽。第三，"ha"代表太阳脉（su'rya'na'dii），它是身体物质力量的音根，"t'ha"代表月脉（na'dii），它是心灵的音根，所以哈他的含义为借着身体的力量历练心智。哈他瑜伽主要的锻炼方法有持戒、精进、有益饮食法；瑜伽体位法；含六种净化在内的多种净化法；生命能控制法、呼吸控制法；身印；锁印；谛听秘音；融合与三摩地。

哈他瑜伽从20世纪20年代开始传入西方，是目前全世界最流行的印度瑜伽体系。进入西方后，经过几十年的发展演变，为满足不同练习者的需求，现在的哈他瑜伽体系有了较大变化。哈他瑜伽的推广流传主要归功于近代部分瑜伽师，其中最著名的是现代瑜伽之父克里希纳马查亚（T.S.Krishnamacharya）。他是一位历经磨难、修为深厚、经验丰富的瑜伽师，他的因材施教教学法让更多大众能享受瑜伽带来的益处。此后，他的儿子德斯卡查尔（T.K.V.Desikachar）传承其父的瑜伽精髓创立了维尼瑜伽，维尼瑜伽以结合练习者的基础条件因材施教为特色；他的内弟艾扬格（B.K.S.Iyengar）继承、发展并创立了以辅具和精准正位为特色的艾扬格瑜伽；他的学生帕塔比·乔伊斯（K.PattabhiJois）继承、发展并创立了以体式、呼吸、凝视三位一体动态串联为特色的阿斯汤加瑜伽；他的外籍学生英德拉·黛维（Indra Devi）女士将柔和的瑜伽练习带到了世界舞台。他的这些学生很好地发展了哈他瑜伽的不同种类，逐渐将瑜伽与宗教的关系剥离开来，有利于将瑜伽推向全世界。可以说，克里希纳马查亚及其学生使哈他瑜伽体系在当代得到了真正的复兴。此外，瑜伽师中极具影响力的还有斯瓦米·悉瓦南达（Swami Sivananda），他的多数学生一直活跃在全世界瑜伽教学研究的各个领域。其中斯瓦米·萨特亚南达·萨拉斯瓦提（Swami Satyananda Saraswati）

在印度创立了比哈尔瑜伽学校；斯瓦米·沙吉南达 (Swami Satchidananda) 在美国成立了"整体瑜伽"学会；斯瓦米·毗湿奴德瓦南达（Swami Vishnudevananda）在加拿大创立了国际悉瓦南达瑜伽吠檀多中心。

（二）胜王瑜伽

胜王瑜伽（Ra'ja）的字义为王，所以胜王瑜伽又译为王者瑜伽，是以达到和"Om'ka'ra"结合为最高境界，胜王瑜伽的形成时间为公元前 500 年到公元前 200 年。一位伟大的瑜伽师帕坦伽利将瑜伽各派精华搜集整理成《瑜伽经》。他在《瑜伽经》中将瑜伽最重要的定义及练习法做了阐释，他说："从现在起我要阐述什么是瑜伽，瑜伽是控制物质导向的心灵，使心灵的各种习性和心绪倾向得以悬止，如此我们就能安住在真如的本性中，最后得到与整个大宇宙合二为一的三摩地。"《瑜伽经》从第二章第二十九节起传授瑜伽八部练习法，此八部练习法为：持戒、内制、体式、呼吸控制、制感、专注、冥想、入定或三摩地。这套修炼法涵盖了身、心、灵三个层面，故瑜伽界普遍认为帕坦伽利的八部练习法是胜王瑜伽的代表，而胜王瑜伽也被视为瑜伽的主流派别之一，是大多数瑜伽行者所追求的最高境界。

（三）王者之王瑜伽

王者之王瑜伽（Ra'jadhira'ja）形成于公元前 1000 年到公元前 600 年。印度圣者阿士塔伐克拉（Astavakra）发明了一套控制脉轮和心绪倾向的练习方法。他写了一本《阿士塔伐克拉本集》，又译为《阿士塔伐克拉歌》，这位圣者将这套修炼法称为王者之王瑜伽。王者之王瑜伽是一种灵性的瑜伽，他说："能了知自性即至上本体者，知道有与无只是一种妄执，放下所有的一切，即使冥想也要放下，不要执着于一切。"

（四）行动瑜伽

行动瑜伽（Karma）又称为业瑜伽，和后面叙述的知识瑜伽、虔诚瑜伽在《薄伽梵歌》里有较详细的介绍。Karma 的字义是"行为或业行"，这个流派着重于在身、心的一切行为上，让一切身、心的行为（业行）都导向"Om"的最高目标。例如，一切的言行、思维都在大宇宙的心灵里面；人类生命的过程由过去到现在，在不断地身、心演化也属行动瑜伽。

（五）知识瑜伽

知识瑜伽（Jina'na）的字义是"知识"，此流派着重于修习瑜伽哲学及心智。把人类生活中身、心的觉知，变化和宇宙万象的信息都与"Om"环节联系在一起。如将各种心绪倾向与知识都导向至上本体。在人类生活的演化过程中，心智和物质层面都产生精细的改变，对抗心智的缺点，产生心灵世界的变化。

（六）虔诚瑜伽

虔诚瑜伽（Bhakti）又译为信仰瑜伽、奉爱瑜伽，其意为心无二念的朝向至上、虔诚的呼唤。这个流派最主要的特点是把至上的念带入生活中的每个事物，观想着个体与至上合一，并视万事万物均为至上。

（七）梵咒瑜伽

梵咒瑜伽（Mantra）又译为真言瑜伽，其意指宇宙万象均是一种波，梵咒瑜伽的行者借由持咒与观想来净化身心的业力、提升拙火，以达到与至高的 Om 结合。

（八）拙火瑜伽

拙火瑜伽（kun'd'alinii）又译为灵蛇瑜伽、军荼利瑜伽，其意为在修行的哲学里每个人的潜在灵能。它蛰伏在人脊椎底端的海底轮，瑜伽行者借着各种修炼法，将此拙火沿着中脉提升至顶轮以获得解脱。

（九）融合瑜伽

融合瑜伽（laya）又译为深定瑜伽、消融瑜伽，其意为达到心灵不动摇或心灵消融的三摩地境界。融合瑜伽强调三脉、七轮、拙火、集中和梵咒，以唤起拙火消融于三摩地为主诉求。

（十）密宗瑜伽

密宗瑜伽（Tantra）强调探索宇宙的奥秘、寻找生命的本源、增进全体人类和万物的福祉。密宗瑜伽是一种身、心、灵的修持流派。它包括对瑜伽八部功法、王者之王瑜伽、知识瑜伽、行动瑜珈、虔诚瑜珈、梵咒瑜珈和拙火瑜伽的修持，并结合了对社会学和科学的修持。它是对生命和宇宙真理探寻的流派。

在众多的瑜伽流派中，哈他瑜伽历史悠久，传播最为广泛，形式最为多样。其多样化的练习方式主要包括大众所熟知的以精准正位为特点的艾扬格瑜伽（Iyengar Yoga）、以三位一体动态串联为特点的阿斯汤加瑜伽（Astanga Yoga）、以高温排毒为特点的高温瑜伽（Hot Yoga）、以感知意识与五大顺位为特点的阿奴撒拉瑜伽（Anusara Yoga）、以冥想为特点的整合瑜伽（Om Yoga）、以静态伸展与长时停留为特点的阴瑜伽（Yin Yoga）、以流动串联为特点的流瑜伽（Flow Yoga）、以力量性支撑为特点的力量瑜伽（Power Yoga）、以身体四维空间转换以及关节多角度移动为特点的寰宇瑜伽（Universal Yoga）、以双人协调配合为特点的双人瑜伽（Acro Yoga）等。本书后面六章瑜伽体式精讲部分是以完善的哈他瑜伽体系中的艾扬格瑜伽为理论支撑及体式实践来源。

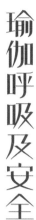

第二章 瑜伽呼吸及安全

　　瑜伽呼吸及安全是瑜伽体式练习过程中应首要关注的核心要素，因为它们关涉树立安全而科学的练习意识，培养正确而有效的练习习惯。瑜伽体式练习非常强调呼吸控制。练习者在进行体式练习的过程中需要在舒适的体式上维持一段时间，在缓慢的动作中，身体始终保持放松，通过深长而有控制的呼吸，使血液携带着大量氧气输送至全身，充盈每个细胞。瑜伽呼吸不仅是瑜伽体式练习精进的阶段，而且是让瑜伽体式练习事半功倍的诀窍。掌握正确的呼吸技巧并带入瑜伽体式的练习过程，可以快速激活目标肌肉群，并为目标肌肉群的有氧运动提供源源不断的能量，同时获得对身体精准控制的觉知能力。瑜伽安全，即在瑜伽体式练习过程中需要了解关于身体骨骼系统和肌肉系统的解剖学基础知识，从而达到保护自己的目的。旨在让练习者对身体运动的各个系统有简单的了解，在后续从不同维度、不同深度精讲体式练习时，为练习者的肌肉控制与体能培养过程做准备，以更好地唤醒练习者调动身体层的能力，从而达到精准正位的练习效果。

第一节　瑜伽呼吸

瑜伽有很多呼吸技巧，可以通过呼吸的深浅、长短甚至屏息停留的自由切换，去唤醒、激活我们的自主神经系统。瑜伽呼吸大体上可以分为快速有力的呼吸和平缓深长的呼吸两种模式。当我们感到精神不佳或者很疲倦的时候，可以通过快速有力的呼吸来刺激自主神经系统给身体充电，恢复精神；当我们感到焦虑紧张的时候，可以通过深长缓慢的呼吸，使神经系统变得平和舒缓，达到放松的效果。在哈他瑜伽的练习中，呼吸控制非常重要，《哈他之光》讲道，没有任何一个练习可以像呼吸控制法一样让人达到身体的洁净和心灵的纯净。一个人通过不断地练习呼吸控制法，保持呼吸的通畅与均衡；通过身体和思想不断敏锐地感受和反应，逐渐认知内在精微的生命能量。因此，正确的呼吸训练能有效清理我们的身体，提升对身体的控制力，为高级体式训练奠定基础。

（一）呼吸控制法的重要性

《哈他之光》认为，呼吸被扰乱处于不稳定状态时，头脑、心绪也会被扰乱，处于变化、胶着的状态。瑜伽练习者通过控制与调节呼吸可以使头脑稳定、心绪宁静。呼吸和头脑、心绪之间彼此密切相关，当其中的某一个出现不平衡或紊乱时，另外一个必然受到影响，出现不平衡或紊乱，这是练习呼吸控制法最重要的原因。

哈他瑜伽认为呼吸是生命能量的外在表现，控制了呼吸就控制了体内的生命能量，头脑的波动就会趋于平静。对呼吸控制与调节得越好，对内在生命能量的控制就越好，对头脑的波动也就控制得越好，也就意味着获得了专注的觉知力。瑜伽呼吸控制法的有益影响，既有体内精微的变化，也有外部行为的变化。古代瑜伽练习者似乎更强调呼吸控制法的作用，他们认为呼吸控制法不仅能清洁我们体内的生命能量通道，还能积极影响和调节头脑的机能，是一种使头脑达到持续稳定平衡的有效途径。尽可能地汇集和吸收生命能量是至关重要的。气体在肺内停留的时间越长越好，为了达到这个目的，屏息起了重要的作用。按照传统瑜伽的观点，最理想的呼吸控制为呼气时间是吸气时间的两倍，屏息时间是呼气时间的两倍，屏息时间是吸气时间的四倍。《瑜伽解剖学》认为，当呼吸控制与体式练习之间保持协调、平衡时，人体的身体层、心理层才能保持良好的平衡运行状态，使人体保持持续的生命活力。然而，随着时代的变迁，尤其是进入大数据时代，互联网、云计算、4G\5G通信等信息技术极大地改变了人们的生活状态和学习方式。信息大爆炸给人们的心理带来大量的外界干扰，手机、平板和计算机给人们学习创造便利条件的同时，也因长时间的坐姿注视屏幕引发人们视力及体态的负面问题。因此，不管是从心理层面还是从身体层面来讲，瑜伽呼吸对放松心情、塑造体态都具有非常重要的作用。

（二）呼吸控制法的练习

《哈他之光》是最早系统阐述呼吸控制的瑜伽经典书籍，其中详细地描述了八种呼吸控制法，分别是太阳式、成功式、嘶式、卷舌式、风箱式、蜂鸣式、眩晕式、流溢式。八种呼吸控制法中特别重要的一种是成功式呼吸控制法，因为成功式呼吸控制法被认为是其他几种呼吸控制法的基础。在成功式呼吸控制法的练习中，声门半开半闭，呼吸时发出摩擦的声音，吸气时发出"So"的声音，呼气时发出"Ham"的声音，声音要持续且没有间断。呼吸道自然发出的声音起着两方面的作用：一方面，练习者可以学会控制呼吸，使呼吸均匀、缓慢、深长，充分扩张肺部，让空气充分进入；另一方面，呼吸发出的声音，可以使练习者头脑专注，因头脑极易被声音所吸引，专注使头脑变得平静，练习者可以让自己进入一种平静的状态。随着时代的变迁，呼吸控制法融入了大量现代元素，发展演化为更贴近生活的话语体系、更易练习的操作方式。下面介绍五种当前常用又较容易掌握的呼吸练习方式。

1.腹式呼吸的练习，其功效在于激活核心肌群控制力。

（1）冥想坐姿，脊柱直立伸展，两膝不要高过髋关节，使腹部有充分的起伏空间；

（2）一只手放在腹部，另一只手放在胸部；

（3）吸气，腹部向外鼓起，胸部不动；

（4）呼气，腹部向内收回；

（5）通过观察两手的位置检查自己的练习是否正确；

（6）重复练习十次，呼吸尽量缓慢、深长；

（7）练习结束后放松，恢复自然呼吸。

2.胸式呼吸的练习，其功效在于打开胸腔，舒缓郁结之气。

（1）冥想坐姿，脊柱直立伸展，两膝不要高过髋关节，使腹部有充分的起伏空间；

（2）一只手放在腹部，另一只手放在胸部；

（3）吸气，腹部不动，胸部向外扩张；

（4）呼气，胸部下沉内收；

（5）尽量使呼吸缓慢、深长，借助两手的位置检查自己的练习是否正确；

（6）完成十次练习后放松，恢复自然呼吸。

3.肩式呼吸的练习，其功效在于打开双肩，提升开肩与后弯能力。

（1）冥想坐姿，脊柱直立伸展，双手放在膝上；

（2）在练习过程中，注意力应始终关注肩锁部位的肌肉；

（3）吸气时双肩缓慢向上提，向外展，微微向后旋；

（4）呼气时双肩落回，微向前勾；

（5）重复练习十次后放松，恢复自然呼吸。

4.完全式呼吸的练习，其功效在于增强全身协调能力。

（1）冥想坐姿，脊柱直立伸展，两膝不要高过髋关节，使腹部有充分的起伏空间；

（2）一只手放在腹部，另一只手放在胸部；

（3）吸气时腹部先鼓起一些，之后稳定不动；

（4）继续吸气，胸部扩展（注：在胸部扩展的过程中腹部不可向内收回）；

（5）继续吸气，两肩扩展，吸满气之后开始呼气；

（6）呼气时肩、胸、腹部可按任意顺序回归：收肩→收胸→收腹，落腹部→落胸部→落肩部，或者三者一起回落；

（7）尽量使呼吸缓慢、深长，借助两手的位置检查自己的练习是否正确；

（8）完成十次练习后放松，恢复自然呼吸。

5.正位呼吸法的练习，其功效在于监测肋骨与骨盆是否对位，培养正位体态。

（1）冥想坐姿，脊柱直立伸展，两膝不要高过髋关节，使腹部有充分的起伏空间；

（2）一只手放在腹部，另一只手放在肋骨下沿；

（3）放松身体，放松腹部；

（4）缓慢吸气，胸廓和腹部同时向各个方向扩展；缓慢呼气，胸部腹部同时逐渐落回（在吸气和呼气的过程中，胸部和腹部始终保持同步）；

（5）借助两手的位置检查自己的练习是否正确；

（6）完成十次练习后放松，恢复自然呼吸。

第二节　瑜伽安全

本节从瑜伽的视角介绍解剖学意义上的骨骼系统及肌肉系统，是为了让瑜伽体式练习更安全、更有效，以提升体式练习的目的性和针对性。人体运动的执行系统主要由骨骼系统（骨、骨连接）和肌肉系统（骨骼肌）等构成。骨在运动中起着杠杆作用，骨连接起着枢纽作用，骨骼肌跨过关节附着在骨上，它的伸缩力作为运动的动力而牵动骨，围绕着关节产生运动。肌肉系统是运动的主动部分，骨骼系统是运动的被动部分。[1] 在瑜伽体式练习过程中，任何屈曲、伸展、扭转、支撑性动作，无论是精细的还是复杂的动作

---

[1] 顾德明，缪进昌（著），丁誉声，丁山（绘图）.运动解剖学图谱 [M].3 版，北京：人民体育出版社，2013.

都是由骨骼系统和肌肉系统共同协调完成的。因此，我们结合瑜伽体式练习过程中的安全要求，对骨骼系统和肌肉系统作简要介绍。

（一）骨骼系统

成年人共有206块大小骨骼，分为颅骨、躯干骨与四肢骨三个部分。躯干骨主要由24块椎骨、1块骶骨(骶椎）、1块尾骨、1块胸骨和12对肋骨构成。其中脊柱由26块脊椎骨合成，即24块椎骨（7块颈椎、12块胸椎、5块腰椎）、1块骶骨、1块尾骨组成。脊柱的弯曲分为一级弯曲和二级弯曲，颈椎和腰椎构成了脊柱的一级弯曲即后弯曲，胸椎和骶骨构成了脊柱的二级弯曲即前弯曲。人体脊柱的两级弯曲是支撑和协调躯干日常行为活动的轴心，也为瑜伽体式练习的前屈和后弯提供了空间。人体的四肢骨包括64块上肢骨和62块下肢骨两部分，两侧对称、等量分布。在瑜伽的体式练习过程中上肢骨主要承担灵巧性工作，下肢骨主要承担支撑性工作。下面，让我们分别了解人体的主要躯干骨脊柱以及四肢骨。

颈椎是脊柱椎骨中体积最小、灵活性最大、活动频率最高、负重较大的节段。颈椎位于头颅以下、胸椎以上的部位，承担着整个头颅的重量。颈椎共由7块颈椎骨组成，除第一颈椎和第二颈椎外，其他颈椎之间都夹有一个椎间盘，加上第七颈椎和第一胸椎之间的椎间盘，颈椎共有6个椎间盘。颈椎为了配合头部运动，需要较大的灵活性和敏锐性。因此，颈椎的活动范围要比胸椎和腰椎大得多，且以小幅度高频性动作为主，如前屈后伸、左右侧屈、左右旋转以及上述运动综合形成的环转运动。颈椎的屈伸活动主要由第二至第七节颈椎完成，一般情况下，颈椎的前屈（低头）幅度、后伸（仰头）幅度分别为45度，颈椎的活动空间是上下椎体的椎间盘前后滑动的结果。过度前屈和过度后伸都会受到颈部韧带和肌肉群的限制。颈椎的活动度个体差异较大，与年龄、职业、锻炼情况有关。一般着随年龄增长，颈部活动也渐受限制。颈椎有一定的弯曲弧度，称为生理曲度。颈椎生理曲度的存在，能增加颈椎的弹性，减轻和缓冲重力的震荡，防止对大脑造成损伤。但是，人在日常生活中如果长期保持固定姿势注视各种电子设备屏幕，如低头看手机等，会引发颈椎正常生理曲度的变化，从而导致颈椎强直等不良体态的出现。因此，在瑜伽练习过程中有较多小幅度的灵活颈椎的体式，以保持颈椎健康。

胸椎位于颈椎下方，胸腔后方，共有12节椎骨，依序连接着12对肋骨。胸椎椎骨都有椎体、椎弓和突起，椎骨自上而下逐渐增大，形成脊柱的中间部分。脊柱中段的胸椎与肋骨和胸骨共同组成了一个桶状结构。12对胸脊神经由此桶状结构向外生发，从同序胸椎骨下缘穿出，分为前后两支，前支称为肋间神经，行走于肋沟内；后支向后进入背部，支配背部运动。胸椎段的桶状结构是脊柱中稳定性最好、功能最强大的椎体，具有承受重力、缓解冲击力、支持脊神经及内脏等作用。由胸椎段发散的内脏神经系统分别掌管着心脏、胃、肝、胆、胰、小肠和肾等重要内脏器官。因此，胸椎的安全与整个内脏功能及全身健康状况有着极其密切的关系。瑜伽练习过程中的呼吸控制、开肩及后弯等体式都需要胸椎提供支撑，协调配合。通过瑜伽的呼吸练习及开肩与后弯主题的体式练习，可以构建胸椎段的稳定性和灵活性，为胸椎段配合颈椎及腰椎的深度屈曲及扭转创造空间。同时，通过活化胸椎段的练习，可以很好地纠正学生因长久伏案书写而造成的含胸驼背等体态，形塑学生挺拔向上的体态、培养学生朝气蓬勃的气质。

腰椎位于胸椎的下方，骶骨的上方，共 5 节，每节腰椎由前方的椎体和后方的附件组成。腰椎两椎体间的物质是椎间盘，由椎体软骨板、髓核及纤维环三部分组成。腰椎是腹部段唯一的骨性结构，具有支撑与稳定以及缓解重力和保护内脏器官的重要作用。但是，腰椎与胸椎、骶椎相比，稳定性稍差，因为胸椎有肋骨互为支撑，骶椎有尾骨互为支撑，而腰椎只有肌肉包裹，没有额外的骨性支撑。因此，人体的腰椎椎体较大，相邻棘突间间隙宽（健康成年人约 10 毫米），椎骨间的活动空间大，伸缩弹性空间大。腰椎在脊柱中具有重要的承上启下的作用，是上肢及躯干重量传导至下肢的枢纽，同时也是下肢震荡传导至胸椎及颈椎的减震地带。然而腰椎的稳定性不如胸椎和骶椎，其灵活性又不如颈椎，因此腰椎稳定性的建构需要从肌肉系统着手，如腹部肌群、两侧腰肌以及背肌的强健都可以为腰椎的稳定及健康提供支撑。由于长期久坐、久站等不良习惯会对腰椎造成过多负荷，腰椎最容易产生病变，如腰椎间盘突出、腰椎间盘萎缩等。成年人在进入 30 岁之后椎间盘开始逐渐退变，椎间盘的退变会导致脊柱两极弯曲，造成正常生理曲度的病变，形成驼背、变矮等。因此，通过瑜伽核心控制主题的体式练习可以很好地培养腹部肌肉群为腰椎稳定提供支撑，通过瑜伽增强中脉主题的体式练习可以很好地灵活滋养腰椎间盘，有效缓解椎间盘病变及萎缩，塑造高挑挺拔的优美体态。

骶椎位于腰椎的下方，共 5 块椎体融合为 1 块骨性整体，亦称为骶骨。骶骨上与第 5 腰椎相连，下与尾骨相连，呈前凹后凸的倒三角形，位于骨盆后壁。骶骨的灵活性较差，主要为人体的生殖系统提供支撑和保护。在瑜伽体式练习过程中滋养开髋主题以及深度前屈系列体式，都可以有效活化骶骨与第 5 腰椎间的连接。

上肢骨由上肢带骨（包括锁骨和肩胛骨）和自由上肢骨（主要包括肱骨、尺骨和桡骨）组成。肩胛骨为三角形扁骨，位于胸椎两侧，连接着锁骨和肱骨。肱骨为人体的大臂提供骨性支撑以及肌肉附着。尺骨位于前臂内侧部，桡骨位于前臂外侧部，两者共同为人体的前臂提供骨性支撑和肌肉附着，尺骨、桡骨的连接构成了小臂及手掌的灵活运动空间。上肢骨主要负责灵巧性、精细化运动，在瑜伽的很多体式练习中都有涉及，主要配合胸腔及腋窝的打开，以构建舒展的体态。在瑜伽的高级综合体式主题当中，也涉及很多配合核心控制以培养上肢力量的体式，以倒立支撑性体式为主。以上肢支撑为主的倒立性体式为人体对抗自然重力提供了机会，通过瑜伽的高阶练习以反重力的视角来审视自我和生命。

下肢骨由下肢带骨（左右各一块对称的髋骨）和自由下肢带骨（主要包括股骨、髌骨、胫骨和腓骨）组成。髋骨连接着骶骨和股骨，为人体的大腿提供骨性支撑和肌肉附着。股骨下端是髌骨，髌骨是全身最大的籽骨，膝关节的稳定主要靠它维持，髌骨位于浅表，可因外力直接打击而出现骨折，因运动错误造成劳损、软化或脱位，且髌骨受损不易修复。因此髌骨虽然体积小，却是非常重要而又非常脆弱的骨骼。认识髌骨是为了让学生意识到在瑜伽的体式练习过程中需要重点关注髌骨且应刻意保护髌骨，在所有瑜伽体式练习过程中切记不能通过压膝盖的方式来进行伸展性练习，不能进行膝盖超过脚尖的力量性练习。正确的练习方式是通过大腿肌肉的收紧上提为膝窝伸展提供空间，通过臀肌的启动缓解髌骨的重力压迫，从而很好地保护髌骨，避免出现运动不当而导致的髌骨损伤。胫骨位于小腿内侧，是小腿的主要负重骨。腓骨位于小腿外侧，细而长。下肢骨最重要的作用是支撑整个人体的重量，只有当人体重量均匀地分布于双腿之间时，人体的体态才是端正、挺拔、优雅的。如果长时间用一条腿承担体重，就会出现长短腿、高低肩、骨盆歪斜等身体病变。瑜伽根基正位主题的体式练习就是重点关注和建构双腿的力量，以及双腿均匀支撑身体的平衡控制能力。

（二）肌肉系统

人体的肌肉主要分布于躯干以及四肢，多附着于人体骨骼之上，因此也叫骨骼肌。肌肉系统在人体上多呈对称分布，形态各异、大小不同，健康成年人体肌肉有400~600块。骨骼肌是人体运动的主要动力来源，广泛分布于颈肩、躯干和四肢，在运动过程中可随人的意志收缩。从重量来看，健康的成年人骨骼肌重量约占人体体重的40%，而随着持续有效的训练，骨骼肌占人体比重会逐步提高，一个长期坚持瑜伽运动的人，骨骼肌重量可占人体体重的60%左右。从体积来看，等重的骨骼肌的体积只有脂肪体积的1/3，以体重65千克的成年人为例，骨骼肌比值为40%的人是骨骼肌比值为60%的人体积的1.2倍，这就是肉眼看上去前者显得更胖的原因。因此，持续有效地训练骨骼肌不但能为人体运动提供动力，还能让人体的体型精致、线条优美。下面，分别介绍一下人体主要的骨骼肌。

腹部肌群也称核心肌群，它围绕着人体的腰椎，包裹腹部内脏器官，位于胸廓下缘与骨盆之间。核心肌群包括位于腰椎前侧的腹直肌、腹外斜肌、腹横肌、腹内斜肌，位于腰椎两侧的腰方肌。核心肌群可以有效支持腰椎活动、协助完成躯干的屈曲和扭转等。核心肌群收缩有力可以有效防止骨盆前倾以及腰椎病变。强健的核心肌群刚强如桶、轮廓清晰，呈八块状，但是大部分人核心肌群的控制能力由于缺乏有效的训练而逐渐退化，腹部八块状的轮廓消失，呈现大腹便便的不良体态。尤其是大多数女性在孕期由于胎儿的生长而导致腹直肌撕裂，产后未进行有效的恢复性训练，造成腹肌无力，伴随而来的是腰痛等问题。孕前女性腹直肌正常间隙大概为一枚硬币的侧面宽，而孕后女性腹直肌撕裂间隙可达三指宽，严重者甚至有一拳宽。因此，加强核心肌群的训练非常重要，尤其是女性更要培养强烈的核心肌群训练意识。练习者通过瑜伽的核心控制主题的体式练习可以有效提升核心肌群的控制能力；通过瑜伽有意识的呼吸控制练习可以有效激活深层核心肌肉。培养核心肌群控制能力不仅可以减少腰椎病变问题，而且还能塑造平坦紧实的小腹，塑造优美的体态。

臀部肌群位于骨盆后侧，由浅至深分为三层。浅层主要有臀大肌和阔筋膜张肌，中层主要有臀中肌和梨状肌，深层主要有臀小肌。臀肌是维持人体直立行走以及髋关节后展、外展的主要肌群。臀肌无力会导致臀肌挛缩症，髋关节活动障碍，肉眼可见两臀外侧皮肤凹陷，臀部扁平、下垂等不良体态。瑜伽的体式练习可以给予臀部肌群适宜的运动负荷，保持臀肌活力，塑造紧翘的臀部曲线，防止臀肌萎缩而造成的健康问题。同时，随着臀部臀位线的上移，腿部有被拉长的视觉效果。因此，坚持瑜伽练习者总会给人一种体态挺拔、线条流畅的体态美感以及气质魅力。

腿部肌群可分为大腿肌群和小腿肌群。大腿肌群主要由大腿前侧的股四头肌、大腿内侧的内收肌（主要包括长收肌、短收肌以及大收肌）、大腿后侧的腘绳肌（腘绳肌为大腿后侧肌群的合称，包含股二头肌、半腱肌、半膜肌）组成。股四头肌的收缩使得大小腿完成屈曲动作，同时也是维持人体直立行走、承担身体重力的重要肌肉。大腿内收肌帮助腿部完成内旋、外旋以及屈髋等动作，大腿内收肌强健就不会出现髋外展导致的"外八字"等不良体态。腘绳肌主要帮助膝关节屈曲、内旋与外展，髋关节屈曲、腘绳肌伸展可以形塑修长的腿部线条。小腿肌群主要由小腿前侧肌群、外侧肌群以及后侧肌群组成。小腿肌群的主要功能是协同完成直立行走、踮起脚尖及脚跟，共同构建良好的足底足弓以有效承担和缓冲身体重力。整个腿部肌群是支撑人体重量、完成直立行走以及协调全身动作、保持平衡的非常重要的肌肉群。腿部肌肉力量的构建是人体其他肌肉群协调工作的根基，同时也是塑造紧实而流畅的腿部线条的关键。正因为腿部力量构建的重要性，瑜伽体式练习往往从根基正位主题开始，以培养练习者强健的根基力量，为后续的瑜伽体式练习夯实基础。

背部肌群位于躯干后侧，在胸椎两侧对称分布，渐次分为浅层、中层和深层肌肉三层。背脊的浅层肌肉是瑜伽体式练习过程中经常会调动的目标肌肉群，也是本书介绍的重点。背部浅层肌肉主要包括斜方肌、背阔肌、肩胛提肌和菱形肌。单侧斜方肌从颈椎呈三角状延伸至胸椎末端，是协调颈部、头部运动以及双肩运动的重要肌肉。斜方肌强健可以塑造挺拔舒展的体态，斜方肌萎缩会导致双肩塌陷的佝偻体态。长期伏案工作会导致斜方肌紧张，一些不当的运动也会导致斜方肌增厚形成俗称的"富贵包"等不良体态。因此，在瑜伽体式练习过程中，斜方肌需要特别给予关注。单侧背阔肌位于胸部后侧，通俗地讲，即女性内衣带下缘处，呈三角形状。背阔肌是上臂协同肩关节完成伸展、旋转运动的关键，也是上肢力量的重要来源。瑜伽高级体式序列中很多倒立支撑性体式都需要强健的背阔肌提供力量支撑。

在瑜伽练习中有一个必须遵循的很重要的原则，即非暴力。非暴力不仅针对身体，还包括精神层面。它要求每个人在练习体式的过程中对待身体要做到不强迫、不使用外来的压力，以避免伤害的发生。瑜伽所有的体式起始没有固定的模式并且因人而异，所有的瑜伽体式在练习时都应该稳定并且受控制。在练习瑜伽体式时，每个人的身体条件是完全不同的，请尊重个体差异，多去体会练习感受。在练习瑜伽时，肌肉必须要有足够的张力支撑身体，力量平均分配，用力方向平衡才能稳定，用觉知控制呼吸、肌肉的用力方向。每一次做好体式后，都要检查是否做到根基稳定、用力平衡、注意力集中。瑜伽练习体式也应当注重效率，通过注意力以及觉知力的培养以提升练习效率，让练习者做到事半功倍，达到身体健康、预防疾病的功效。相反，错误的动作会带来不良后果，因为练习时用力不当，导致关节承受更多的不应该承受的力量，从而出现关节扭伤、韧带拉伤、肌肉过度疲劳、头晕目眩的情况，更为严重的可能会出现血管破裂，所以在练习瑜伽的过程中一定要注意安全。

第三章

瑜伽与美育教学

美育，又称美感教育，即培养人们认识美、体验美、感受美、欣赏美和创造美的能力。美育作为实施素质教育的有效途径之一，能够较全面地培养学生领悟美好生活的能力，有利于树立学生正确的人生观、世界观、价值观；有利于塑造学生健全的人格和健康的体魄；有利于增进学生间以及师生间的理解与尊重。瑜伽的体式练习及呼吸控制具有诸多有益功效，不仅能形塑学生优美挺拔的体态，而且能培养学生积极阳光的心态。因此，将瑜伽引入美育课程体系，主要原因在于瑜伽练习能够使学生在练习过程中强健体魄、平和心境。瑜伽通过对练习者忍耐力和情绪的管理，以及通过形体练习和潜意识心理干预，使练习者达到修心与健身的结合，改善练习者良好的精神面貌，达到回归"自我"、提升"自我"、领悟"自我"的新境界。积极的心理暗示和休息术的练习，能让学生在一定程度上保持身体健康，提升气质，随时保持良好的心理状态。体位法的练习能够让人保持优雅的体态。

第一节　瑜伽的美育功能

　　瑜伽动作简单，指令明确，较少使用辅助器械，身体舒展比较缓慢，是一种非常好的减压、塑形、舒缓身心、塑造审美意识的锻炼方式。瑜伽的体式练习可以帮助学生增强机体免疫力，调节生理平衡，改善体型，增加自信。通过练习瑜伽呼吸、冥想，能够让心境沉静，摈弃现代社会的浮躁，让学生学会自省、内观，更加热爱生活。瑜伽运动使学生拥有形态之美和内在品格之美。

一、美化形体，健康体魄

　　瑜伽运动能促进人体的血液循环，改善心肺功能，提高肌体的免疫力，有效增强身体能量和精神力量；能增加人体活力、生命力和延长生命；能释放和缓解人体精神上的压力和消除紧张情绪；能塑造形体并改善身体的柔韧性；也能帮助练习者提高集中精神的能力；还能稳定神经并加强内分泌系统的调理。瑜伽的体式教学有四大功能，即调理、排毒、减脂和美体。瑜伽所有伸展的体式都是对身体各部位的归位，或是为归位做好准备，这有利于矫正不良姿态。其中支撑类的体式能培养我们的力量，以强健肌肉，减脂减重；静态的体式可以让学生获得稳固和宁静；在动态的体式中，运用四肢的运动配合呼吸激活腹内器官、腺体及神经系统的体式可以强健我们的韧带，提升身体的柔韧性；扭转的体式能有效按摩内脏脏器，缓解背部僵硬；站立的体式能强健盆骨、强健脚踝，大多数站立的体式也能很好地培养耐力；后弯的体式能有效刺激腺体，加强免疫系统；倒立的体式能改善内分泌系统。总之，瑜伽能塑形美体、暖身健体，提高身体免疫力。

二、美化心灵，疏导焦虑

　　瑜伽练习需要一个安静的环境，练习者通过播放舒缓、优美的音乐，可以释放压力，使人的神经系统得到有效调节，使身心融入环境和优美的音乐中，更快地放松身心、愉悦身心。它舒缓的运动形式使人"身随心动"，能随着心灵的需要发挥身体的能力和挖掘身心的潜能，使人的注意力和判断力得以发展。瑜伽运动过程如同自我暗示训练的方法，通过放松身体来达到心理状态的放松。瑜伽渐进式的肌肉放松训练已被证实能降低焦虑、提升自信、减少失眠等。瑜伽是一种具有预防疾病和调理身体的体育运动，又是一种保持人身心健康、自然、有效的物理治疗方法。长期坚持瑜伽练习可以维持人体良好的生物状态，增强体质、预防疾病、促进康复期患者机能的恢复。瑜伽可以增强自律，在瑜伽中自律就是自由。瑜伽中的"律"

就是自己对自己的承诺，即通过长期的持续的练习，使人改变错误的认知。艾扬格说，木头的温度达到燃点，火焰才会被释放。所以，不断地坚持和积累，才能有所收获。常年练习瑜伽的人能够有效地转化固有的思维方式，能在浮躁中静下来，通过控制自我意识获得新的生活方式。因此，瑜伽练习者大都是沉着、执着、自律的人。

三、美化认知，增进理解

瑜伽用冥想的方式净化心灵，提升意志力、专注力、感知力。它有意识地将注意力集中在某一点，在长时间反复练习下，使人的大脑进入更高的意识，从而得到身心的宁静。在现代社会中，大学生的心理压力越来越大，冥想是可以采用的减压舒心方法。在冥想中，练习者能够控制意识来抵御外界环境的不良诱惑，克服内部情感的刺激，使人思想集中，驱除杂念。冥想也是一种很好的精神减压方式，可以提高人们集中精神、控制自身意识以及调节身心的能力，从而帮助人们达到内心更为平静、祥和的状态。因此冥想是真正意义上的"寻找自我""认识自我"的方式。我们无时无刻不在表达自己，通过语言、肢体、眼神、感受……理解他人表达的情绪，是理解他人的根本，而现代快节奏的生活让大学生变得浮躁，习惯了"索求"，习惯了"猜测"，习惯了"自我"，却不能安静倾听。其实，沟通的前提是安静倾听。瑜伽通过加长呼吸，让学生安静下来，去直面学习环境与任务的适应，直面理想与现实的冲突。通过静坐、冥想，让学生适应安静的倾听，在倾听中感受正确的人生观和价值观，在悠扬的瑜伽音乐中唤醒自我意识，感受自我的释放与喜悦，习惯于倾听和理解他人。瑜伽的手臂伸展动作意为"接纳""包容"，包容一切、接纳一切。瑜伽会使人精神放松，不再执着于原有的思维方式，能够换位思考，从而改善人际关系。

四、保护心肺，净化血液

瑜伽的多种呼吸法能强健肺部，并有效保护和增强心肺功能，特别是有意识的呼吸法练习对控制高血压、防止心血管系统疾病的发生有显著成效。瑜伽活动的前弯、后仰、扭动、斜腹、挤压等动作，可以轻柔地按摩内脏器官，对人的肌肉系统、精神系统、内分泌系统、消化系统都非常有益。瑜伽的各种姿态配合呼吸，通过对穴位和经络的刺激，可以使练习者增进气血的流通，增进自然治愈力，增强免疫力。瑜伽中的呼吸法贯穿瑜伽练习的始终，人体呼吸的紊乱会导致精神不安宁。在缓慢、深长、稳定的瑜伽呼吸之后心灵会变得更清澈、更安宁，能有效消除人的紧张情绪和减轻心理压力，对内脏腺体产生有利的影响。一个人的行为、情绪，甚至心理状态都与内分泌腺体的活动有直接关系。当内分泌腺体释放太多或太少的某些激素到血液中时，人的身心健康就会受到不良影响。瑜伽练习可帮助调整这些腺体活动，从而防止内分泌系统工作失常。瑜伽的调息练习对人体静心减压有很好的功效，从而达到消除紧张情绪、减轻压力的效果。瑜伽还能使人身心平静，是体验宁静、快乐和健康的内在源泉。

第二节 瑜伽的美育实现

瑜伽是一门博大精深的健身科学，近半个世纪以来，瑜伽一直是西方医学研究的热门课题。作为一门从生理、心理和精神上能使人长期保持健康的系统科学，瑜伽能培养人的乐观和满足精神。练习者通过持续的练习，能够挖掘出身体内的能量储备，使自己精神放松；练习者通过发挥想象，由内向外地散发出健康和快乐的气息，让自己的心灵在美好的事物里找到安宁、平静和快乐、幸福的感觉；练习者通过调节睡眠来净化大脑，减轻体内聚积的过多压力。练习者通过持之以恒地进行瑜伽锻炼，能延缓身体的老化，提升身体的健康和年轻程度。

在天然疗法和心理治疗领域，瑜伽也展现出自己独特的功效。它教练习者如何利用与生活相关的物质以及有益于健康的精神因素，去改变身体、大脑和情绪的状态，从而控制自己的生活和健康。练习者通过持之以恒地练习瑜伽，不仅能消除紧张情绪，减轻压力，建立良好的身心状态，还能培养乐观向上的积极人生观、乐于助人的优良品质，以及吃苦耐劳的精神。

一、体育与美育共享

瑜伽首先是一种运动，它与体育息息相关，它把运动的练习与优美的仪态联系在一起，既具有健身强身作用，又具有审美价值；同时，在强健身体的动作中加入了呼吸和冥想，这样的潜意识干预是一种通过净化自我，从而消除精神上的痛苦，学会感恩他人、尊重别人，并培养德行、提升良好性格的方式。因此在体育课中加入瑜伽练习是健身与美体、修心并重的心灵的升华。

（一）利用观想，有利于培养学生细致的观察能力

课前准备一幅画，让学生仔细观察画中的细节，然后闭上眼睛安静地回想画上的内容。这些观想能帮助学生集中注意力，渐渐排除外在干扰，慢慢转向内心世界，体会宁静和安详。课前让学生观察校内的一草一木，在课堂上进行回想，训练学生敏锐的洞察力。同时，老师配以音乐，用语音引导，帮助学生回想画面，引导词要优美，要能够激发学生美的感受。

瑜伽引导词示例：

> 现在把所有的意识放到腹式呼吸上来，吸气小腹突出，吐气小腹内收，深深地吸气，缓缓地呼气。在一呼一吸之间，感觉心跳的平缓，感受身体的安宁。缓慢而顺畅地呼吸，寻找心的宁静，静观身体的感受。
>
> 深深地吸气，气息由鼻腔、胸腔沉入丹田，带进了新鲜的氧气，让血液中充盈着氧分，滋润着身体的每一个细胞。缓缓地呼气，带出了肺部所有的废气、浊气，也让一切忧伤远离我们，顷刻间烦恼烟消云散。
>
> 虽然我们闭着眼睛，但是刚才那幅美丽的画卷好像又出现在我们的脑海中，画中的种子好像

种在了你的眉心，它散发出金色的光芒，抚平紧锁的眉头。我们的眉毛缓缓地舒展，就像花儿展开了花蕊。这时，似乎有一滴露珠滴落下来，浸润着种子，顺着眉心来到我们的面颊。微微地扬起我们的嘴角，露珠从嘴角滑落到我们的肩膀，顺着手臂滑过指尖，落入我们身下的净土，渐渐带走一身的疲惫和生活的琐碎。

下意识地再次放松我们的面部肌肉，舒展紧敛的眉头，嘴角微微上扬。用舌尖轻轻抵住上颚，感觉有一股玉液琼浆流入口中。让我们咽下它，以滋养身体的五脏六腑。

吸气小腹微微隆起，呼气小腹一点一点地内收，感觉到我们的身体越来越轻，越来越轻，仿佛化作了一片羽毛飘入一片蔚蓝的天空。

随着阵阵微风，我们在空中自由自在地飘动，在我们的脚下是画中那一片微波荡漾的湖面，清澈的湖水在阳光的照射下波光粼粼。

美丽的湖面上弥漫着一股清香的味道，深深地吸气，感受着沁入心扉的香甜气息，一朵朵白莲花在微风中摇曳，树叶上一颗颗水珠晶莹剔透，微风吹过，水珠从荷叶上滑落，融进了湖水之中。

温暖的阳光照耀在我们轻柔的身体上，一种久违的祥和探入我们的心房。此刻远离了城市的喧嚣，放弃了繁杂的思绪，只是在当下寻找那份宁静与安详。

深深地吸一口气，让这如甘露般的氧气滋润着我们的全身；呼气将我们体内的浊气连同所有的不快一同呼出，除去一身尘埃，我们的思绪再次回到画上，走进远处那一片朦胧的森林。

想象漫步在林间的小路，温暖的金线从树木的空隙处渗透进来，斑驳地洒落在如绿棕般的草地上，一阵微风拂过，几缕调皮的发丝掠过我们的脸庞，随着微风轻轻地飞扬。

此时，身体好像随风再次飞起来，飘向那未知的远方。我们飘过蔚蓝而清澈的天空，风中夹杂着野花的幽香。随即出现了一片花海，蝴蝶在花瓣中嬉戏，用心倾听，远处还有小溪潺潺的流水声，循声而至，俯身捧起清澈的溪水，让这清凉浸润我们的脸庞，抹去年少的茫然和困惑，让这清凉的溪水经我们的口、舌、喉，沉入丹田，滋润我们的每一寸肌肤。

身体越来越轻，越来越轻，仿佛要随着那潺潺的溪水缓缓流走，流向我们理想的心灵居所……

（二）利用语音冥想，有利于激发想象力和创造力

语音冥想又称曼特拉（Mantra）冥想。"曼"的意思是"心灵"，"特拉"的意思是"引开去"。因此，"曼特拉"的意思是把人的心灵从种种世俗的思想、忧虑、欲念、精神负担等引离开去。当我们把注意力集中在语音上，就会触发潜意识，这也是一种记忆体验的唤醒，可以增加对大自然的兴趣，对美好事物的追求，让我们的心胸更加开阔，对未来更加充满信心。

瑜伽引导词示例：

让我们闭上眼睛，想象着大海的雄壮浩大，在海天的尽头，有一轮红日正沐浴在海的边际，将天空染成瑰丽的紫红，那瑰丽中弥漫着一股清香。深深地吸气，坚持用鼻吸气，让我们的面部更放松，让我们感受到空气的冰凉和清甜。微微地张开嘴，用嘴呼气，感受温暖的气息从喉咙中徐徐地吐出，吐出浊气，换入新气，瑰丽的霞光照射在我们身上，有一种久违的祥和探入我们的心房，有一种熟悉的喜悦湿润着我们的眼眶，迎着红日的光芒，我们与它和谐相连。

这一刻，夕阳坠入海面，似火般的霞光染红天际，一种博大的美充溢在我们的心头，洗涤着

我们的心灵。此刻，我们的眼神干净透彻，看到世界的美好和欢乐。

这时，海面上绚丽的光芒照耀着我们，照亮了我们的全身，照亮了我们全身的骨骼，照亮了我们全身的肌肉，照亮了我们的五脏六腑。我们的身体变得越来越轻盈，越来越空灵，越来越透明。

在这永恒的光芒中，我们忘却了一切，同时，我们又拥有了一切。在这一切中，我们忘却了自我，只有喜悦与我们同在。

用腹式呼吸，缓缓地吸气，气体由鼻进入咽、喉，穿过我们的心肺直到小腹，我们感觉到小腹微微隆起，缓缓呼气，把所有的废气、浊气由口排出体外，缓缓地吸气、呼气，伴随着音乐声的响起，放松我们的眉心。

夕阳落，月儿升，皎洁的月光照耀在我们身上，让我们忘掉生活琐碎，忘掉心灵的困惑和迷茫，忘掉身体带来的酸痛，感觉自己置身于海边，带着无比轻松的心情赤脚漫步在沙滩上，你甚至能用脚底感受到细细的沙砾。

微风轻轻地拂动着我们的衣衫，倾听着海浪的声音，闻着海水带来的咸咸味道，感觉着海浪的起伏。大海是那样宽广，天空是那么深蓝，就这样天海相接在一起，朦朦胧胧地形成了一条优美的弧线，海边的夜空星星点点，小船似的月亮是那么明亮。

双手捧起海水向天空洒去，海水在月光下闪出片片星光，像无忧的萤火虫寻找家的方向。让我们嘴角上扬，伴随着海风，感觉越来越轻，越来越轻，漂浮于空中，如同一个纯洁的天使，扇动着美丽的翅膀，自由着，快乐着……越过高山，越过云层，飞向星辰，飞向我们心中美丽的地方。

（三）利用音乐来想象，有利于净化心灵，提高专注力

不需要观察和别人的引导，听着音乐的声音就能感受到音乐的情绪，能够在音乐中反观自己的内心，做出内省。课前放一段音乐，让同学们说出这段音乐的情绪，用瑜伽休息术让学生全身放松，听着音乐去体会、想象，并大胆地说出自己的想象和感受。

瑜伽引导词示例：

在音乐声中，一段轻柔的旋律邀请着我们："来吧，和我去湖边。"碧绿的湖水边，雨后初晴，湖水变得澄净与平和。微风袭来，湖边的垂柳舞动着它们柔软的枝条。

不远处，一只金色的蜻蜓，调皮地眨着眼睛，洗了几把脸，贴着湖面飞过，激起一圈圈涟漪。深深地吸气，清晰的音符伴着清朗的空气倍感愉悦。我们忍不住要深吸一口，将这雨后的芬芳吸入我们的腹底，让我们的身体得到净化。

缓缓地呼一口气，将我们体内郁积的污气、浊气统统排出，我们的身体似乎也变得越来越轻盈，我们好像变成了蜻蜓，如此轻盈。扇动晶莹的双翅，停泊在如镜面般的湖中央。

湖水浸润了我们的脚趾头，带来一丝清凉。让我们再吸一口气，尽情享受这大自然的盛宴，使我们的心灵更加充实、富足；慢慢地呼气，将体内残留的不悦与烦忧统统驱逐体外，让我们回归淳朴真实的自我。

朦胧中，我们又听到了秋蝉的低吟、树叶的婆娑，让生活的压力在这分外安宁的环境中渐渐消退，一点一点地远离我们的生活，远离我们的内心。

让我们幻化成一只洁白的海鸥，展翅翱翔于一片湛蓝的汪洋之上。此刻的海面是如此平静，

仿佛一面清澈的明镜，没有一丝瑕疵。就像我们一直憧憬的生活，宁静平和，没有波折。

一阵清风掠过海面，掀起一层层海浪，雪白的浪花飞舞在空中，沾湿了我们的双翼。我们跟随着海浪的脚步，来到了岸边。海浪变成一缕缕温柔的水波，轻轻地拂过海滩，贝壳的沙砾被海水冲去，露出五彩斑斓的本来面目。岸边的石子在海水的抚摸下，渐渐地失去了尖锐的棱角，变得那么地光滑而圆润。

整个海滩，在海水的洗礼下，显得如此美妙、壮观，却仍是如此平静，由此我们受益于大自然的造化联想到自己本身，不由地深省。在我们年少时，不经世事，轻狂而锋芒，就像海滩上的砂石，没有经历海水的洗礼，充满了棱角。

而当我们认真生活、用心地经营时，岁月渐渐流逝，我们的内心慢慢成长，留给我们的是色彩斑斓的生命。

为此我们应当感谢生命，感谢生活中的磨难，感谢所有的朋友，只有这样我们的生命才能够散发光辉，我们的未来才充满祥和。

二、健身与修心并重

瑜伽是修身与修心并存的练习，缺一不可。外修身能美化形体，内修心能培养德行。

（一）静态体式

静态的体式，特别是拉伸和支撑的体式，需要我们在一个位置上保持五个呼吸以上，这个过程不可避免地会出现疼痛感，在确认体式安全的前提下，我们用呼吸让自己的身体平静下来，在体式的练习中增强心肺功能，学会用呼吸调节自己的情绪，同时，对疼痛的忍耐力也会增强学生的抗挫折能力。

瑜伽引导词示例：

深长地呼吸，深深地吸气，缓缓地吐气，在一呼一吸中感受肺部的完全扩张，改善气管和肺泡弹性，提高我们的肺活量，改善心肺功能。在呼吸中放松心情，把注意力放到呼吸上，专注于我们的胸腔，忘记身体的疼痛感。每次吸气时保持，呼气时再放松，你会发现，疼痛只是一道流，在瞬间产生，继而消逝。

（二）动态体式

动态体式要求学生循序渐进，跟随着呼吸做相应的体式调整，在这个过程中，要求学生专注于自己的体式变化：一方面，培养学生的专注力；另一方面，在体式变换中要求吸气归位，呼气在身体能接受的范围内再更进一步，培养学生勇于挑战的人生态度。

瑜伽引导词示例：

> 深深地吸气，缓缓地吐气，坚持用鼻呼吸，强健鼻窦。每次吸气时胸腔外扩，胸部上抬，小腹外凸；呼气时肋骨回收，胸部下降，小腹内收。每次吸气时回位，呼气时再前进一点点，哪怕只有一点点，也是你成功的开始。如果你的身体开始抖动，证明身体不能承受，马上放松下来，平缓地呼吸。

（三）倒立体式

倒立作为瑜伽体式之王，是瑜伽体式中非常重要的部分，安全的倒立式可以改善大脑血液循环。倒立体式使脑细胞更加活跃，思维能力增强，思维更加清晰。倒立对用脑过度的人来说是非常好的滋养方式，它可以保证脑下垂体以及松果体得到充足的血液供应。它不仅能给身体提供能量，还可以在沮丧和忧郁时释放压力，改善负面情绪。

瑜伽引导词示例：

> 倒立，能改善血液循环，缓解冬季的手足冰凉，缓解静脉曲张，改善头、背部血液循环，改善面部肤色。当你感到沮丧和压抑时，用瑜伽让你的身心回归自然。让我们用倒立换一个角度去认识世界，让自己清醒地做出正确的选择！

（四）对自然万物的崇敬

瑜伽体式来源于自然界，我们在练习时都怀着对生命的崇敬，向万物礼敬冥想，展望每一天的生命都是快乐的、有收获的。所以，我们专注于呼吸，专注于自己的身体，因为身体也是自然万物的一部分。通过瑜伽练习，从内心深处升起对自然万物的感激之情，使练习者回归对自然的敬畏，对身体的爱惜，对身边人的感恩。

瑜伽引导词示例：

> 让我们在体式练习前双手合十于胸前，下颚微收，轻轻闭上双眼，松开眉头，用谦卑恭敬的心对大自然做简单的礼敬冥想，感谢阳光唤醒我们的细胞，感谢父母给予生命，感谢遇到的每个人给予我们的能量。

第一脉轮根轮，位于脊椎底部。它对应的自然元素为大地，与人们在生活中脚踏实地、勤恳执着的能力紧密相关。如果根轮不畅，根基不稳固，身体会显现出体重骤增或骤减、行走时容易跌倒或摔跤、腿部肌无力、肌肉松弛等症状。反之，如果根轮通畅、根基稳固，我们不仅可以拥有轻盈的体态、曼妙的身姿，而且在日常生活中也会给周围的人展示出一种"站如松、坐如钟、行如风"的良好精神面貌。瑜伽根基正位的体式练习可以为练习者锤炼健康的体魄，可以培养练习者专注的意志品质、平衡的控制能力及敢于突破的勇气。因此，本章将详细讲解几组根基正位的练习体式，帮助练习者通过体式层面、觉知层面、呼吸层面，从不同维度、不同深度循序渐进的体式练习中去感受自我身体的变化，不断去接纳，不断去突破，不断实现自我更新。

4.1 山 式

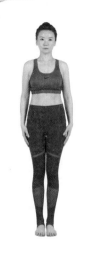 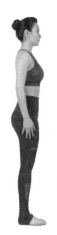 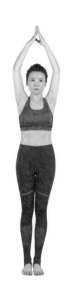

体式步骤：

1. 双脚并拢站立，双脚脚跟和大拇指相互触碰，跖骨头接触地面，伸展所有脚趾平放于地面，大脚趾脚球、小脚趾脚球、脚后跟脚球（以下简称"足下三点"）均匀发力（注意不能把身体的重量放在脚跟或者脚趾处）。

2. 膝盖伸直，膝盖向上提升，大腿前侧肌肉从外往里夹，小腿后侧肌肉从外往里旋，伸展大腿后侧肌肉。脊柱向上伸展，颈部挺直，后脑勺稍向后靠。

3. 基础练习者可以把双臂放在体侧，高阶练习者可将双臂伸展过头顶，双肩后旋下沉，放松斜方肌，凝视前方。

身体觉知：

觉知腹直肌、腹斜肌、下背肌和竖脊肌等肌肉群（以下简称"核心肌群"）收紧上提，肋骨下沉，躯干前侧与后侧等长平行伸展，双臂内侧与外侧等长平行伸展。

呼吸控制：

吸气，指尖带领身体向天空伸展，脚掌带领身体扎根大地；呼气停留，体会身体在一呼一吸间的自然生长。保持几组呼吸，然后还原。

体式功效：

山式是瑜伽体系中非常简单、非常基础的体式，同时也是非常重要、非常核心的体式。练习者通过山式练习，可以保持正确的站姿，培养正确的运动模式，进而有效形塑正位，获得健康的体态。在日常生活中，我们发现有些人的鞋底单脚磨损明显，有些人的鞋跟处磨损明显，有些人的鞋底外侧磨损明显，而又有一些人的鞋底内侧磨损明显。这都是由于他们在日常站姿或运动行走中习惯性地把身体重量放在一条腿上，或放在脚跟上，或放在脚的外侧或内侧，久而久之造成的不良影响。情况严重者还会损伤脊柱弹性，导致身体畸形，如高低髋、长短腿、八字腿、臀部扁平下垂等。正确的站姿应该把身体重量匀称地分布在双腿及足下三点，两脚分开的时候，也应该让脚跟和脚趾与身体中心面平行。因此，在瑜伽体式练习的开篇，我们特别强调将山式站姿带入练习者的日常生活中，以培养健康的运动模式。

4.2 树 式

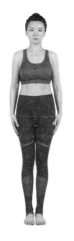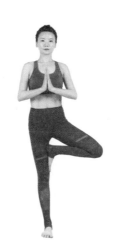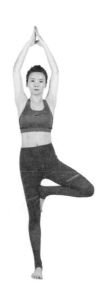

体式步骤:

1. 山式站姿。
2. 屈左膝,将左脚掌置于右大腿内侧,骨盆保持中正,髋外展,身体在同一平面,脊柱充分向上伸展。
3. 基础练习者双手合掌于胸前,高阶练习者伸展双臂过头顶,双肩后旋下沉,放松斜方肌,凝视前方。

身体觉知:

觉知左脚掌与右大腿内侧的拮抗力[1],手指尖向上与脚掌向下的拮抗力,身体重量均匀分布于双腿,通过足下三点与大地链接。核心肌群上提、肋骨下沉、躯干前侧与后侧等长平行伸展,双臂内侧与外侧等长平行伸展。

呼吸控制:

吸气指尖带领身体向天空伸展,脚掌带领身体扎根大地;呼气停留,体会身体在一呼一吸间的自然生长。保持几组呼吸,然后还原。

体式功效:

树式的稳定要靠眼睛的凝视和感官的内收与专注来进行。练习者在调整自我的平衡中使心境、心态得到有效调节,从而在体式练习中给人一种积极向上的心理暗示,使整个人的情绪变得饱满,气色也会越来越好。树式还可以缓解肩部不适,增强脚踝与腿部肌肉力量,提高身体平衡力和专注力。

---

[1] 拮抗力:用均等而相反的力量伸展身体,使身体的一个部位离开另一个部位,借此在身体里创造出空间。你可以利用地板、墙或者辅具把身体的一个部位固定,然后运用恰当的力量把身体的其余部位从固定的部位向相反的方向伸展、拉长或拨挺。拮抗力(resistance)是艾扬格大师在体位法里运用的很重要的教学原理之一。

4.3 风吹树式

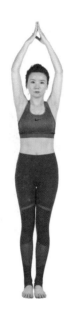
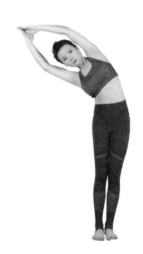

体式步骤：

1. 山式站姿。

2. 双手从两侧向上至头顶合掌，身体重量均匀分布于双腿通过双脚的足下三点与大地链接，保持骨盆中正，躯干向右侧弯曲，头在双臂之间，保持髋部中正，身体在同一平面。

3. 基础练习者侧弯幅度稍浅，高阶练习者侧弯幅度加深。

身体觉知：

觉知双腿向下与双臂向上的拮抗力。双肩后旋下沉，放松斜方肌，核心肌群上提，肋骨下沉，躯干前侧与后侧等长平行伸展，双臂内侧与外侧等长平行伸展。

呼吸控制：

吸气，新鲜的空气均匀到达身体的两侧，指尖带领身体向远处延伸；呼气，脚掌扎根大地，身体侧弯。体会身体在一吸之时延展的加深，一呼之时侧弯的加深。保持几组呼吸，然后还原进入对侧练习。

体式功效：

风吹树式的练习，有利于身心平衡，通过身体的侧弯动作，可以增强消化系统的机能，帮助排出身体中的毒素，还能增强肌肉力量，提高柔韧性，使血液达到饱和状态，让整个身体获得充分的营养。风吹树式还可以均衡伸展躯干两侧，增强两侧腰肌的肌耐力，缓解肩部不适。

4.4　幻椅式

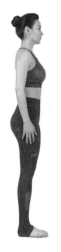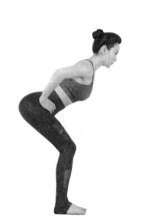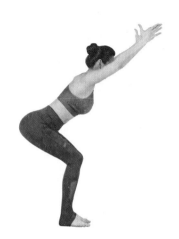

体式步骤：

1. 山式站姿。

2. 双手叉腰，屈膝，膝关节不能超过足尖，小腿与地面垂直，屈髋带领大腿后移，想象将要坐到一把椅子上，背部保持平直。

3. 基础练习者保持双手叉腰，屈膝幅度稍浅；高阶练习者双臂从两侧上举至头顶，指尖向远处延伸，后背平直与双臂在一线，头在双臂之间，避免塌腰翘臀，不断加深幅度直至大腿与地面平行。

身体觉知：

觉知臀肌与大腿后侧肌肉发力更多，肩背力量沿着大臂内侧向指尖延伸，双肩后旋下沉，放松斜方肌，核心肌群上提，肋骨下沉，躯干前侧与后侧等长平行伸展，双臂内侧与外侧等长平行伸展。

呼吸控制：

吸气，新鲜的空气充盈至胸腔及后背；呼气，收核心肌群并下蹲。体会吸气时后背延展的加深，呼气时屈髋的加深。保持几组呼吸，然后还原。

体式功效：

幻椅式的练习，不仅能提升练习者的横膈膜的功能，心脏也能得到轻柔的按摩。它不仅完全扩展了胸部、强健了肺部和胃部，还能有效提升练习者的忍耐力，学会控制情绪，改善练习者因久坐引起的胸闷和呼吸不畅。幻椅式还可以伸展背部、扩展胸腔，缓解肩部不适，矫正不良姿势，增强腿部肌群肌耐力，培养臀部肌群肌耐力，塑造优美的臀位线。

4.5 三角伸展式

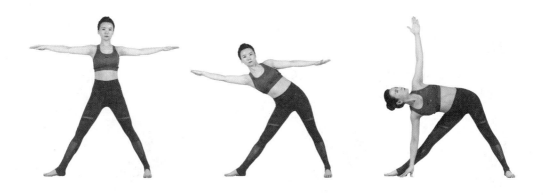

体式步骤：

1. 山式站姿。

2. 双脚分开约两肩半宽，右脚向右转 90 度，左脚内收 15~30 度，双臂侧平举，躯干向右侧延伸弯曲，身体在同一平面，前脚足跟与后脚足弓在一线，右手掌置于右脚内侧地面，左臂上举，双臂成一线垂直于地面，目视上方指尖。

3. 基础练习者侧弯幅度稍浅，高阶练习者加深侧弯幅度直至全手掌落于地面。

身体觉知：

觉知两大臂从指尖向上往天空与向下往大地延伸的拮抗力，双大腿肌肉外旋带领着髋向左右两侧展开的拮抗力。

呼吸控制：

吸气，抬起双臂两侧延伸，挺拔躯干向上延伸；呼气，延展躯干侧弯。体会吸气时两手臂、两侧腰延展的加深，呼气时上身侧弯的加深。保持几组呼吸，然后还原进入对侧练习。

体式功效：

三角伸展式可以让练习者在体位变换的同时重新感知、认识身体的各个部位，放松肌肉和韧带，消除肢体的紧张。通过呼吸控制，使人进入身心舒缓的、宁静的自然状态中，消除烦躁和疲劳，缓解压力，释放心灵的紧张。三角伸展式还可以增强膝关节、踝关节稳定性，伸展腿部内侧、后侧、侧腰及手臂，缓解腿部和臀部僵硬的状态，纠正腿部畸形，培养腿部肌群的肌耐力，塑造修长、笔直的腿部线条。

4.6　侧角伸展式

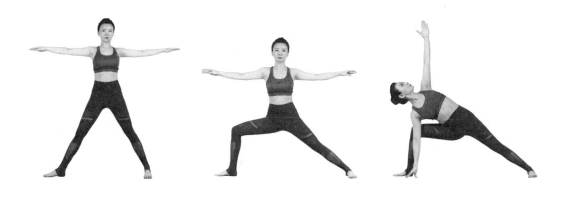

体式步骤:

1. 山式站姿。

2. 双脚分开约两肩半宽,右脚向右转 90 度,左脚内收 30 度,双臂侧平举,屈右膝,躯干向右侧延伸弯曲,右手掌落于右脚内侧地面,左臂上举,双臂呈一条直线垂直于地面,左臂伸展与躯干呈一条直线。

3. 基础练习者屈膝幅度稍浅,高阶练习者屈膝呈 90 度,上臂沿着耳朵伸展过头顶,上臂、身体、伸直腿呈一条直线。

身体觉知:

觉知两大臂从指尖向上往天空与向下往大地延伸的拮抗力,右大腿内侧与右大臂外侧的拮抗力,右脚内侧与左脚外侧均匀发力以保持髋中正。

呼吸控制:

吸气,抬起双臂两侧延伸,挺拔躯干向上延伸;呼气,延展躯干侧弯。体会吸气时两手臂、上身延展的加深,呼气时上身侧弯的加深。保持几组呼吸,然后还原进入对侧练习。

体式功效:

侧角伸展式能振奋精神,培养练习者的注意力和判断力,净化内脏器官,保持身体平衡,形成健康的体质和良好的气质;该体式下的腹式呼吸有助于集中注意力,调动体内细胞活力,使细胞在人体相对静止的状态下保持良好的代谢,使肌体各项功能产生最佳效能。侧角伸展式还可以增强髋、膝、踝关节稳定性及腿部力量,伸展腿部内侧、后侧、侧腰及手臂肌群。

4.7 战士第一式

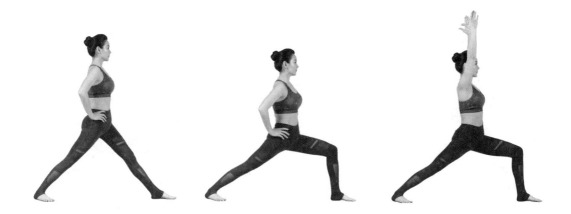

体式步骤：

1. 山式站姿。

2. 双脚分开约两肩半宽，左脚向左转 90 度，右脚内收 60 度，向左转髋，保持髋部中正，脊柱向上伸展，双臂经身体两侧向上抬起至头顶合掌。

3. 基础练习者屈膝幅度稍浅，高阶练习者屈膝呈 90 度，脊柱延展。

身体觉知：

觉知左大腿内侧与右大腿后侧的拮抗力，觉知左脚大脚趾脚球发力更多，右脚蹬地，右大腿后侧肌肉发力更多。伸展双臂时双肩后旋下沉，放松斜方肌，同时收核心肌群，沉肋骨，髋前侧纵向打开。

呼吸控制：

吸气挺拔脊柱，指尖延伸至天空，呼气屈膝沉髋。体会吸气时两手臂、上身延展的加深，呼气时屈膝沉髋的加深。保持几组呼吸，然后还原进入对侧练习。

体式功效：

青年时期，正是学生身体、生理、心理状态基本成熟，自我意识逐渐增强的时期。学生的独立意识、自由要求、自信心、自尊心在不断发展，但大量的学习任务使学生的学习生活沉闷而缺乏活力、缺乏坚强的意志及心理承受力等。通过战士系列体式的练习，能够极大地提高平衡性和专注力，改善学生不良心理情绪。战士第一式可以很好地减少腹部、腰两侧多余脂肪，消除下背部及肩部的肌肉紧张，纠正骨盆前倾，扩张胸部，伸展颈部，缓解肩部和背部的僵硬。

4.8　战士第二式

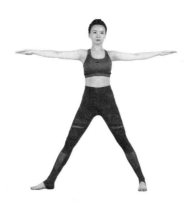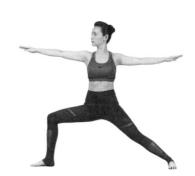

体式步骤:

1. 山式站姿。

2. 双腿分开约两肩半宽，右脚向右转 90 度，左脚内收约 30 度，双臂侧平举，延展脊柱，屈右膝，膝盖不要超过脚尖。骨盆中正，脊柱垂直伸展，手臂呈一线平行于地面，身体保持在同一平面，头转向右侧，目视右手中指方向。

3. 基础练习者屈膝幅度稍浅，高阶练习者屈膝呈 90 度。

身体觉知:

觉知双大腿肌肉外旋带领髋向左右两侧展开的拮抗力，双臂左右延伸的拮抗力，双肩后旋下沉，收核心肌群，沉肋骨，右脚内侧与左脚外侧均匀用力蹬地保持髋中正。

呼吸控制:

吸气，新鲜的空气充盈至整个背部，挺拔脊柱，双臂向两侧延伸；呼气，屈膝沉髋。体会吸气时两手臂两侧延展的加深，呼气时屈膝沉髋的加深。保持几组呼吸，然后还原进入对侧练习。

体式功效:

战士第二式可以很好地横向展髋，增强腿部肌群以及臀部肌群的肌耐力，还可以放松双肩，强健双臂，美化双臂及背部线条。

4.9 战士第三式

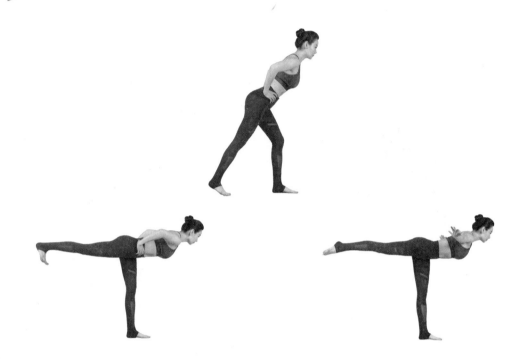

体式步骤：

1. 山式站姿。

2. 双手扶髋，将重心放于左腿，微曲左膝保护膝盖。髋屈曲，头顶带领着身体往前往下，同时抬起右腿向后伸展，保持躯干、右腿呈一直线并平行于地面。右脚脚尖回勾，足下三点往远蹬，右髋下沉保持中正，目视地面。

3. 基础练习者双手扶髋，高阶练习者展开双臂，绷直右脚，大脚趾脚球向后蹬。

身体觉知：

觉知右脚往后，头顶往前的拮抗力。左脚大脚趾脚球发力更多，左大腿肌肉收紧上提，臀肌发力更多，收核心肌群，沉肋骨，展胸腔，整个背肌肉发力延伸至指尖。

呼吸控制：

吸气挺拔脊柱，呼气抬腿，上身前屈。体会吸气时两手臂向两侧伸展，头顶和脚尖向两侧伸展的加深；呼气时上身前屈的加深，身体平衡感的增强。保持几组呼吸，然后还原进入对侧练习。

体式功效：

战士第三式可以增强腿、臀、背、肩部的肌耐力，提高平衡和控制能力，培养专注力和意志力。

4.10 双角第一式

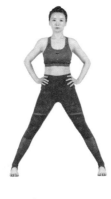
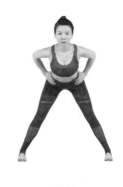
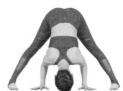
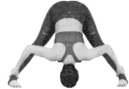

体式步骤:

1. 山式站姿。

2. 双手放在腰间，双腿分开 120~150 厘米，膝盖上提，腿部绷直，双手放在肩的正下方，掌心撑地与肩同宽，曲肘，头带领着脊柱往前往下，身体重量均匀放在两腿上，放松颈部。

3. 基础练习者在此保持即可；高阶练习者曲肘头顶百会穴接触地面，双手握住脚踝，双脚、双手及头部保持在一条直线上。还原时从地面抬头，伸直手肘，保持头部上抬，待血液流回头部以后再缓慢起身，双脚内为八字收回。

身体觉知:

觉知头顶百会穴往下与髋往上的拮抗力，大腿后侧肌肉往上与小腿后侧肌肉往下的拮抗力。背部脊柱平直往前往下寻找大地，斜方肌退回后背，制造双肩与双耳的空间。重心始终放于双腿、双脚之间，切记不能塌腰拱背将重心放于头部。

呼吸控制:

吸气挺拔脊柱，呼气上身前屈。体会吸气时脊柱延展的加深，双脚扎根大地的力量；呼气时上身前屈的加深，身体控制的增强。保持几组呼吸，然后还原。

体式功效:

高血压和低血压病人、晕眩病人、经期、腰椎间盘突出的练习者不宜做这个练习。双角第一式属于半倒立的体式，是进入头倒立高阶练习的前序体能准备和心理准备的体式。双角第一式可以促进血液回流至头部，滋养面部、促进血液循环，它不仅能有效改善脑部缺氧，使练习者思维更清晰，保持面部气色红润，而且可以使练习者精力充沛、朝气蓬勃。另外，在体式中对肩颈的放松能有效缓解练习者因常年伏案引起的肩颈部疼痛。双角第一式还可以拉伸大腿内侧、后侧的肌肉，培养腿部肌群肌耐力，可以强健脊柱，强健腹部器官，缓解轻度背痛。

4.11　双角第二式

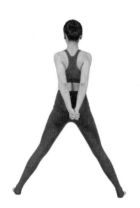 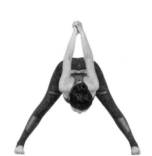 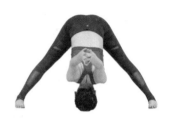

体式步骤：

1. 山式站姿。

2. 双腿分开 120~150 厘米，膝盖上提，腿部绷直，十指体后相扣，掌跟贴合，双臂伸直，伸展脊柱，髋屈曲。视线平视前方，头顶带领上身往前往下，缓慢低头，头部置于双腿之间，双臂往前往下寻找地面。

3. 基础练习者在此保持即可；高阶练习者曲肘，头顶百会穴接触地面，双臂持续往前往下直至触碰地面。还原时松开双手扶腰，从地面抬头，保持头部上抬，待血液流回头部以后再缓慢起身，双脚内为八字收回。

身体觉知：

觉知头顶百会穴往下与髋往上的拮抗力，大腿后侧肌肉往上与小腿后侧肌肉往下的拮抗力。背部脊柱平直往前往下寻找大地，斜方肌退回后背，制造双肩与双耳的空间。重心始终放于双脚之间，切记不能塌腰拱背将重心放于头部。

呼吸控制：

吸气挺拔脊柱，呼气上身前屈，双手握拳寻找大地。体会吸气时脊柱延展的加深，双脚扎根大地的力量；呼气时上身前屈的加深，双肩后展的加深，身体控制的增强。保持几组呼吸，然后还原。

体式功效：

高血压和低血压病人、晕眩病人、经期、腰椎间盘突出的练习者不宜做这个练习。双角第二式属于半倒立的体式，是进入头倒立高阶练习的前序体能准备和心理准备的体式。双角第二式可以促进血液回流至头部，滋养面部，促进血液循环，它不仅能有效改善脑部缺氧，使练习者思维更清晰，保持面部气色红润，而且可以使练习者精力充沛、朝气蓬勃。另外，在体式中对肩颈的放松能有效缓解练习者因常年伏案引起的肩颈部疼痛。双角第二式还可以拉伸大腿内侧、后侧的肌肉培养腿部肌群肌耐力，可以强健脊柱，强健腹部器官，拉伸肩、胸、背部，缓解轻度背痛。

4.12 单腿下犬式

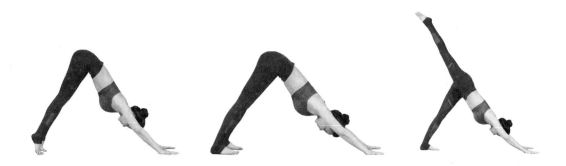

体式步骤：

1. 金刚坐姿。（见附录 1）

2. 双手从身体两侧向上延伸高举头顶，髋屈曲，上体自然伸展向前，双手及小臂放于地面上，掌心向下，额头触地。大幅度屈髋屈膝，双膝可略分，身躯舒展前伸。该体式是一个放松体式，练习时应放松双肩，臀坐脚跟。

3. 脸朝下，腹部贴地，臀部坐到脚跟上，双脚分开约 30 厘米，伸直双臂，双手掌心向下，五个手指大大分开压实地面，向前向下卧在地面上。呼气，蹬直膝盖，髋带领身体从地面抬起往后延伸，手臂伸直，双肩外旋，视线看向肚脐的方向。

4. 基础练习者可踮起脚尖，高阶练习者全脚掌踩实地面，重心移到左腿和双臂，抬右腿，脚尖寻找天空，双臂、脊柱与右腿在一条直线上。还原时落下右腿，曲双膝，臀部坐回脚跟。

身体觉知：

觉知大腿后侧肌肉往上与小腿后侧肌肉往下的拮抗力，双手掌往前往下与髋往后往上的拮抗力。双肩外旋制造双臂与耳朵的空间，双手、双脚每根指头铺平压实地面。

呼吸控制：

吸气延展脊柱，呼气脚尖寻找天空。体会吸气时脊柱延展的加深，呼气时手掌扎根大地及脚尖指向天空的加深。保持几组呼吸，然后还原进入对侧练习。

体式功效：

当代学生缺乏运动，久坐伏案易引起背部僵硬。单腿下犬式能够充分伸展并激活整个身体，尤其是腰背部，缓解肌肉疲劳，恢复精力；能改善头部供血，加强手臂力量，拉长脊柱。

4.13 摩天式

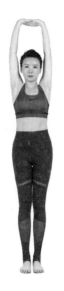 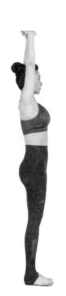 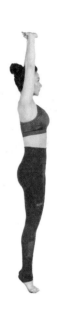

体式步骤：

1. 山式站姿。

2. 双脚并拢，身体重量均匀放于双腿上，足下三点发力，双手体前十指交叉，翻掌向上举至头顶，伸直双臂，膝盖伸直并向上提升，脊柱向上伸展，颈部挺直，后脑勺稍向后靠，目视前方。

3. 基础练习者在此保持即可；高阶练习者抬起脚后跟，保持平衡。

身体觉知：

觉知核心上提、肋骨下沉、躯干前侧与后侧等长平行伸展，双臂内侧与外侧等长平行伸展，骨盆中正，双肩后旋下沉，放松斜方肌。

呼吸控制：

吸气，指尖带领身体向天空伸展，脚掌带领身体扎根大地；呼气停留。体会身体在一呼一吸间的自然生长。保持几组呼吸，然后还原。

体式功效：

作为印度传统瑜伽中的经典体式之一，摩天式起到了中和调节的作用，能有效放松学生的身心，缓解脊柱的压力，能使全身精气运行畅通，促进新陈代谢，提升元气。同时，摩天式可以很好地伸展脊柱，促进肩、背部血液循环，有助于缓解疲劳。

4.14 仰卧放松

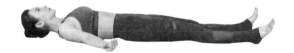

体式步骤：

1. 仰卧。

2. 双脚分开，足尖朝外，双臂微分，掌心向上，微闭双眼，全身放松，腰背尽量贴合于地面，下颌微收。

3. 基础练习者慢慢寻找通过觉知放松肌肉以及关节的能力；高阶练习者心里默念身体的每一块肌肉与关节，以觉知的游走带动全身的放松。

身体觉知：

觉知从脚趾头开始，一点一点地放松体式练习后紧张、躁动的身体，顺着身体的每一根骨头、每一个关节、每一块肌肉、每一个细胞，直至到达头顶，你能觉知到的每个部位都去放松它。

呼吸控制：

自然缓慢地呼吸，体会一呼一吸间，新鲜的空气充盈身体的每一个细胞，体内的浊气被彻底清空。

体式功效：

仰卧放松又称摊尸式，是本书每个体式章节练习之后都会使用到的休息术。瑜伽体式练习之后进行休息术是非常必要和重要的。休息术可以让身体完全放松下来，安抚身体，恢复精力。初学者要注意，不要在仰卧放松中睡着，要保持觉知力。

　　第二脉轮生殖轮，位于身体的髋部。它包含情绪、创造力、生殖相关的意义，并与水、流相关。如果生殖轮不畅，髋部紧张，通常会出现骨盆疼痛、下腰背部疼痛。男性容易导致前列腺炎症等；女性则容易出现经期紊乱、经期疼痛、多囊卵巢综合征等。反之，如果生殖轮通畅，髋部得到滋养，将会大大降低骨盆区域的疼痛与疾病的风险，我们的身体将会呈现柔软、灵动、健康的状态。在快节奏的社会生活和高强度的紧张学习中，每个人都在疲于奔命，少有时间释放不良情绪，长期的压抑累积很容易造成烦躁、易怒等负面情绪，久而久之将诱发身心疾病。通过滋养开髋的体式练习可以帮助我们舒展髋部、畅通血脉，让血液充分回流盆腔以及子宫，滋养髋部，提升身体的新陈代谢，让练习者的身体得到锻炼，情绪得到宣泄，心灵得到升华。因此，本章将从体式层面、觉知层面以及呼吸层面，从不同维度、由浅入深地详细讲解几组滋养开髋的练习体式。

5.1 蝴蝶式

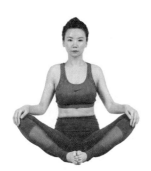 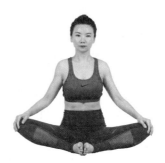

体式步骤：

1. 简易坐姿。（见附录1）
2. 屈双膝，脚掌相合，足跟靠近会阴，躯干直立，双膝上提、下沉，反复练习。
3. 基础练习者幅度稍浅；高阶练习者双脚跟贴近会阴，双膝下沉至贴地，躯干自然伸直。

身体觉知：

觉知髋横向动态伸展，双大腿肌肉外旋展开，收核心肌群，沉肋骨，躯干前侧与后侧等长伸展。

呼吸控制：

吸气延展脊柱，上提双膝；呼气下沉双膝，展开髋部。体会身体在一呼一吸间慢慢被打开。保持几组呼吸，然后还原。

体式功效：

伏案久坐会将气血中的杂质慢慢沉积到骨盆区域，使经脉不通、气血不运，还会导致炎症。蝴蝶式通过双腿的上下弹动，打通大腿及骨盆区域的经络，使气血像"扫帚"一样清除骨盆区域的淤积，消灭炎症，增加骨盆和腹腔的血液供给，灵活髋关节，缓解坐骨神经痛，从而有效地滋养子宫卵巢。

5.2　骑马式

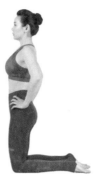

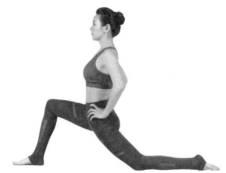
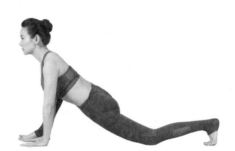

体式步骤：

1. 金刚坐姿。

2. 跪立，右腿向前迈一大步，双手置于右脚内侧，左膝和左脚趾着地，髋部前推、中正下沉，脊柱充分伸展，目视前方。

3. 基础练习者幅度稍浅练习，也可双手扶腰；高阶练习者伸展胸腔和脊柱，右小腿垂直于地面，髋部中正下沉幅度加深。

身体觉知：

觉知髋前侧的纵向伸展，收核心肌群，沉肋骨，躯干前侧与后侧等长伸展。

呼吸控制：

吸气，胸腔充分伸展；呼气，沉髋。体会吸气时胸腔脊柱延展的加深，呼气时沉髋的加深。保持几组呼吸，然后还原进入对侧练习。

体式功效：

骑马式能增强髋部纵向的伸展，改善骨盆前倾，延展脊柱，扩展胸腔，促进骨盆区域血液循环，伸展大腿前后侧肌肉，培养双腿腿部肌群的肌耐力，增强控制能力。

5.3 低位起跑式

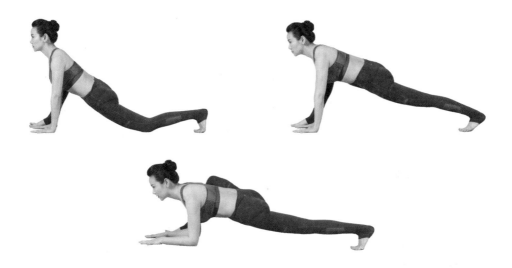

体式步骤：

1. 金刚坐姿。

2. 跪立，右腿向前迈一大步，双手置于脚内侧，左脚脚尖蹬地，左膝抬起，髋部前推、中正下沉，脊柱充分伸展，目视前方。

3. 基础练习者幅度稍浅练习，也可双手掌压实地面；高阶练习者伸展胸腔和脊柱，右小腿垂直于地面，髋部中正下沉，曲手肘，掌心小臂压实地面。

身体觉知：

觉知髋前侧的纵向伸展，收核心肌群，沉肋骨，躯干前侧与后侧等长伸展，伸直腿大腿后侧肌肉饱满发力，屈膝腿大脚趾脚球发力更大。

呼吸控制：

吸气胸腔充分伸展，呼气沉髋，体会吸气时胸腔脊柱延展的加深，呼气时沉髋的加深。保持几组呼吸，然后还原进入对侧练习。

体式功效：

低位起跑式同骑马式一样，能增强髋部纵向伸展，改善骨盆前倾，延展脊柱，扩展胸腔，促进骨盆区域血液循环，强健大腿前后侧肌肉，培养双腿腿部肌群的肌耐力，促进骨盆区域血液循环。在从骑马式到低位起跑式的进阶练习过程中，练习者不断地挑战自我，循序渐进地以健康、平和的心态去接受改变。此体式可培养练习者勇敢面对应接不暇的变化和突如其来的挑战的适应能力。

5.4　门闩式

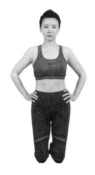 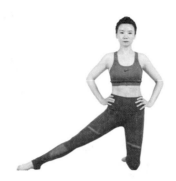 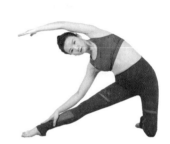

体式步骤：

1. 跪立准备。

2. 双手扶腰，右脚向旁侧打开，脚掌踩地，脚尖指向右侧，跪立腿大腿垂直于地面，脚背贴地，髋部正对前方，骨盆保持中立，腰部不要有挤压。抬右臂，带领身体向右侧弯，右手触右膝或右脚，左臂伸直往头顶的方向延展，眼睛看向天花板。

3. 基础练习者侧弯幅度稍浅；高阶练习者伸直腿，脚掌压实地面，侧弯幅度加深。

身体觉知：

觉知髋单侧横向伸展，收核心肌群，沉肋骨，两侧腰肌平行伸展，双大腿肌肉外旋，屈膝腿小腿胫骨压实地面。

呼吸控制：

吸气伸展身体，指尖寻找天空，呼气侧弯。体会吸气时指尖带领着脊柱延展的加深，呼气时身体侧弯的加深。保持几组呼吸，然后还原进入对侧练习。

体式功效：

在这个体式中，盆骨区域得到横向伸展，有利于血液流向骨盆区域，促进血液循环。当腰部一侧得到伸展时，另一侧弯曲以美化腰部线条，使腰、腹部肌肉和器官保持良好的状态，缓解腰、腹部皮肤的松弛下垂。

5.5 反战式

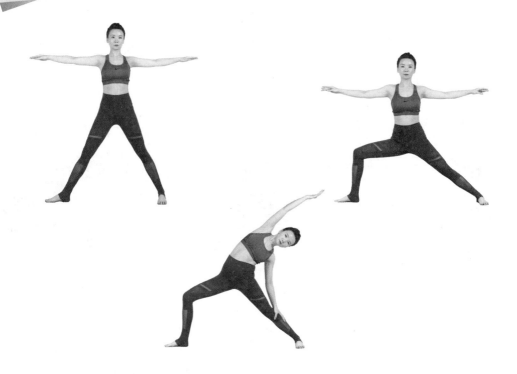

体式步骤：

1. 山式站姿。

2. 双腿分开约两肩半宽，右脚向右转90度，左脚内收约30度，双臂侧平举，延展脊柱，屈右膝，膝盖不要超过脚尖。骨盆中正，脊柱垂直伸展，手臂呈一线平行于地面，身体保持在同一平面上，身体向左侧弯，左手触左膝外侧，右臂伸直往头顶的方向延展，眼睛看向天花板。

3. 基础练习者屈膝幅度与侧弯幅度稍浅；高阶练习者屈膝呈90度，加深侧弯幅度。

身体觉知：

觉知双大腿肌肉外旋带领着髋向左右两侧展开的拮抗力，右脚内侧与左脚外侧均匀用力蹬地保持髋中正，双肩后旋下沉，收核心肌群，沉肋骨。

呼吸控制：

吸气伸展身体，指尖寻找天空，呼气侧弯。体会吸气时指尖带领着脊柱延展的加深，呼气时身体侧弯的加深。保持几组呼吸，然后还原进入对侧练习。

体式功效：

反战式体式是战士系列体式的反向伸展。如果说战士系列体式是培养练习者平衡专注、勇往直前、独立自信的意志品质的话，那么反战式体式则是让练习者懂得换个视角，从前往后看，停下来反思。当我们被日常烦琐的工作和学习不停地驱赶着往前奔跑的时候，也要给自己一个空间和时间来反观、审视自己身后的足迹。在前进中懂得反思能让我们保持谦逊谨慎，总结得失能让我们更好、更稳地发展。同时，反战式也可以增强髋、膝、踝关节的稳定性及腿部力量。

5.6 抬腿展髋式

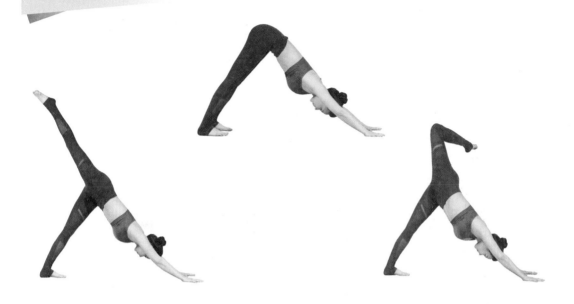

体式步骤:

1. 金刚坐姿。

2. 双手从身体两侧向上延伸高举头顶,髋屈曲,上体自然伸展向前,双手及小臂放在地面上,掌心向下,额头触地。大幅度屈髋屈膝,双膝可略分,身躯舒展前伸。该体式是一个放松体式,练习时放松双肩,臀坐脚跟。

3. 脸朝下,腹部贴地,臀部坐到脚跟上,双脚分开约30厘米,伸直双臂,双手掌心朝下,五个手指大大分开压实地面,向前向下卧在地面上,呼气,蹬直膝盖,髋带领着身体从地面抬起往后延伸,手臂伸直,双肩外旋,视线看向肚脐的方向。重心移至左腿和双臂,抬右腿,屈膝,右脚跟寻找臀部。

4. 基础练习者在此保持即可;高阶练习者右脚跟持续寻找臀部。还原时落下右腿,曲双膝,臀部坐回脚跟。

身体觉知:

觉知髋的单侧后展,伸直腿大腿后侧肌肉往上与小腿后侧肌往下的拮抗力,双手掌往前往下与髋往后往上的拮抗力。双肩外旋制造双臂与双耳的空间,双手每根手指铺平压实地面。

呼吸控制:

吸气延展脊柱,呼气脚尖寻找臀部。体会吸气时脊柱延展的加深,呼气时手掌扎根大地及脚尖无限接近臀部。保持几组呼吸,然后还原进入对侧练习。

体式功效:

抬腿展髋式是单腿支撑性体式之后很好地放松修复性的体式,不仅可以给刚刚参与过度力量负荷的腿放松调整的机会,同时可以在重力帮助下促进髋的纵向伸展。头部向下的体式能够充分伸展并激活整个身体,尤其是腰背部,缓解肌肉疲劳,恢复精力;可改善头部供血,增强手臂力量,拉长脊柱。

5.7 站立前屈伸展式

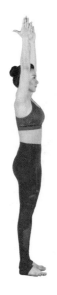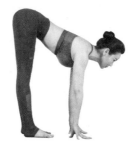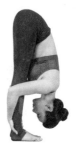

体式步骤：

1. 山式站姿。

2. 双臂从两侧上举，大臂靠近双耳掌心相对，延伸脊柱，髋屈曲，双手放在双脚两侧，掌跟对齐足跟，屈肘，肘部指向后侧，腹、胸、额依次贴近双腿。

3. 基础练习者微屈膝；高阶练习者伸直膝盖，重心移到脚掌前侧，打开腘绳肌，加大脊柱伸直向前向下的幅度，双手环抱小腿。

身体觉知：

觉知双髋后侧的伸展，双大腿前侧肌肉收紧上提，双大腿后侧肌肉往上与小腿肌肉往下的拮抗力，打开腘绳肌，重心慢慢转移到前脚掌。

呼吸控制：

吸气延伸脊柱，呼气上身贴靠双腿。体会吸气时脊柱延展的加深，呼气时上身贴靠双腿的加深。保持几组呼吸，然后还原。

体式功效：

高血压和低血压病人、晕眩病人、经期、腰椎间盘突出的练习者不宜做这个练习。头部向下的体式能够充分伸展并激活整个身体，促进血液回流至头部，滋养面部，促进血液循环，使练习者思维清晰，面部气色红润。同时，站立前屈伸展式还可以伸展腘绳肌及腿部后侧肌群，塑造优美的腿部线条，增强腹部器官功能，促进消化，强健脊柱，缓解背部疼痛。

5.8　睡天鹅式

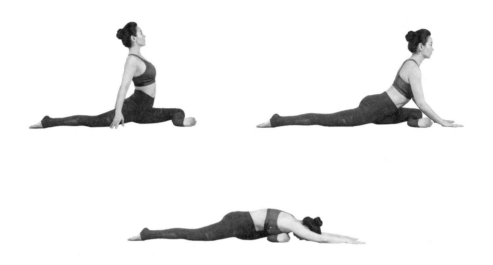

体式步骤：

1. 至善坐姿。（见附录 1）

2. 双手提拉左小腿平放于身体前侧与垫子边缘平行，左脚脚尖回勾，展右腿，右腿屈膝移至身后，右大腿前侧、小腿胫骨、脚背压实地面，骨盆中正下沉，然后抬起双臂至双耳两侧，指尖带领上身有控制地使腹、胸、颚依次贴靠在左小腿及垫子上，直至整个上身沉向地面。

3. 基础练习者左小腿稍靠近身体，双手支撑身体，稍向前倾；高阶练习者左小腿与垫子边缘平行，大小腿呈 90 度，指尖带领身体完全沉向大地。

身体觉知：

觉知屈膝腿大腿外侧肌群的伸展，屈膝腿脚尖越回勾，肌肉的伸展感越强烈。同时觉知伸直腿髋前侧的纵向伸展，躯干前侧与后侧等长平行伸展，双肩后旋下沉，制造双肩与双耳的空间。

呼吸控制：

吸气让新鲜的空气充盈至整个胸腔和后背，伸展脊柱；呼气展肩，上身前屈。体会身体在吸气时延展的加深，呼气时上身无限贴靠双腿和大地。保持几组呼吸，然后还原进入对侧练习。

体式功效：

睡天鹅式可充分打开髋关节，促进骨盆区域血液循环，有利于缓解久坐导致的坐骨神经痛；有利于按摩腹腔器官，促进消化系统功能的发挥，治疗便秘和痢疾；有利于强健腰腹肌肉，灵活髋、膝、踝关节，缓解脊柱压力，改善双腿的肌肉紧张，让人的腿部曲线更加修长和优美。

5.9　神猴哈奴曼式

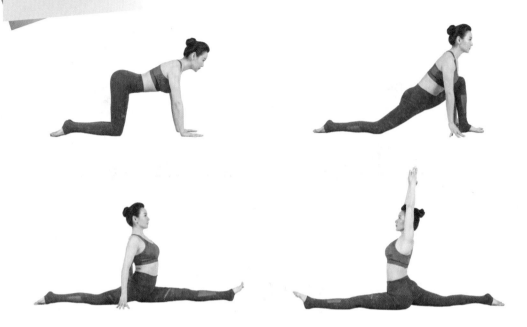

体式步骤：

1. 金刚坐姿。

2. 身体前倾，双手置于肩下方，双臂、大腿垂直于地面，左腿向前移动至两手之间，右腿保持原地不动，左脚足跟向前滑动至臀部落地，双手经体侧上举至头顶上方合掌，手臂伸直。

3. 基础练习者双手撑地分担身体重量，髋下沉的幅度稍浅；高阶练习者骨盆中正，双腿伸直贴地，双臂与躯干垂直向上伸展。

身体觉知：

觉知髋前侧的纵向伸展，胸腔前侧的延展，大腿前侧肌肉收紧上提，舒展膝窝，双腿后侧压实地面，双肩后旋下沉，制造双肩与双耳的空间。

呼吸控制：

吸气让新鲜的空气充盈至整个胸腔和后背，伸展脊柱，扩张胸腔，呼气伸直双腿。体会身体在吸气时延展的加深，呼气时双腿伸直的加深。保持几组呼吸，然后还原进入对侧练习。

体式功效：

神猴哈奴曼式来源于印度神话故事，哈奴曼是印度史诗《罗摩衍那》的神猴。神猴哈奴曼的故事不仅是印度神话中的精品，在印度家喻户晓，而且在东南亚各国人民的心中也敬他为英雄。他聪明非凡，是智慧和力量的化身。通过神猴哈奴曼体式的练习可以培养练习者感官的内收，专注力的提升。为了达到神猴哈奴曼体式舒展优美的状态，练习者需要在体式的练习过程中专注于自我身体的变化，不断去接纳、突破，不断实现自我更新。以瑜伽体式练习为载体，让练习者体会到自我突破的喜悦，进而将这样的认知体验迁移到工作和学习领域中，以实现学习能力的提升。同时，神猴哈奴曼式还可以增加骨盆区域的血液供给，灵活髋关节，缓解坐骨神经痛，从而有效地滋养子宫卵巢，也可以伸展腘绳肌及腿部后侧肌群，塑造优美的腿部线条。

5.10 坐角式

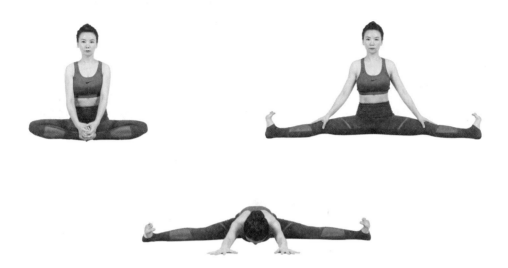

体式步骤：

1. 简易坐姿。

2. 双腿两侧打开，双手经体侧抬起至头部上方，掌心向前，躯干前屈，直至腹、胸、额及双臂贴地。

3. 基础练习者双手撑地或扶住双腿分担身体重量，腹、胸、额前屈幅度稍浅；高阶练习者腹、胸、额贴实地面，头、颈、躯干在一平面，双腿分开至极限，足尖回勾。

身体觉知：

觉知髋的横向伸展，双大腿肌肉外旋展开，大腿前侧肌肉收紧上提，大腿后侧肌肉与小腿后侧肌肉形成拮抗力，舒张膝窝，脊柱水平向前延展。

呼吸控制：

吸气伸展脊柱，扩张胸腔，收紧大腿肌肉，呼气上身前屈。体会吸气时身体前屈延展的加深，呼气时双腿伸直回勾的加深。保持几组呼吸，然后还原。

体式功效：

坐角式是进入龟式的前序体式。这个体式通过髋的横向伸展，不仅增加骨盆区域的血液供给，灵活髋关节，缓解坐骨神经痛，有效地滋养子宫卵巢，而且可以伸展腘绳肌及腿部后侧肌群，塑造优美的腿部线条，强化腰腹肌群的控制力，保养腹内脏器。

5.11 龟式

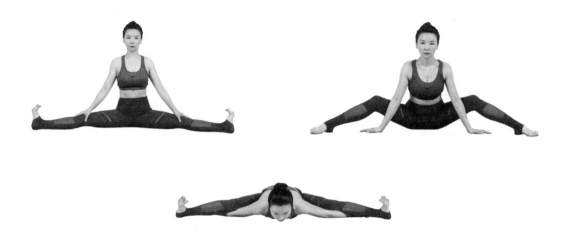

体式步骤：

1. 简易坐姿。

2. 双腿分开至两肩宽，微屈双膝，躯干前屈，双手臂由膝下穿过，斜后方伸展，掌心向下，脊柱伸展，躯体触地，双腿伸直，足尖回勾。

3. 基础练习者腹、胸、额前屈幅度稍浅；高阶练习者腹、胸、额贴实地面，双腿贴向身体，背部平直向前向下延展，足尖回勾。

身体觉知：

觉知髋的横向伸展，双大腿肌肉外旋展开，大腿前侧肌肉收紧上提，大腿后侧肌肉与小腿后侧肌肉形成拮抗力，舒张膝窝，脊柱水平向前延展。

呼吸控制：

吸气伸展脊柱，扩张胸腔，收紧大腿肌肉；呼气上身前屈，双臂穿过双膝内侧。体会吸气时身体前屈延展的加深，呼气时双腿下压、伸直、回勾的加深。保持几组呼吸，然后还原。

体式功效：

这里的龟是指印度神话中献给毗湿奴的乌龟化身，传说它将曼德拉山置于其背并使之平衡。瑜伽的龟式练习通过模仿灵龟可以自由收缩四肢的行为，以培养练习者面临杂乱的感官诱惑时自如收摄感官的能力，树立坚定的意志品质。同时，龟式还可以滋养神经系统，强化脊柱，保养腹内脏器。双臂、双腿、背部肌肉在这个体式中变得伸展，肩、髋和膝在这个体式中变得灵活。

5.12　束角式

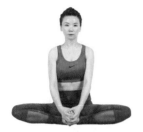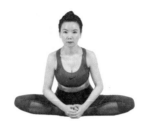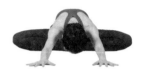

体式步骤：

1. 简易坐姿。

2. 屈双膝，脚掌相合，足跟靠近会阴，十指交叉抓握脚背，大腿外旋，双膝下沉，脊柱伸展，身体前屈，双肘平放地面，额头触地，坐骨下沉。

3. 基础练习者双膝下沉，躯干前屈幅度稍浅；高阶练习者双脚跟贴近会阴，双膝下沉至贴地，腹、胸、额贴实地面，脊柱充分伸展，双臂伸直向前。

身体觉知：

觉知髋的横向伸展，双大腿肌肉外旋展开，脊柱水平向前延展。

呼吸控制：

吸气延展脊柱，呼气下沉双膝、展开髋部。体会身体在一呼一吸间慢慢被打开。保持几组呼吸，然后还原。

体式功效：

久坐会将气血中的杂质慢慢沉积到骨盆区域，使经脉不通、气血不运，还会导致炎症。束角式通过打通大腿及骨盆区域的经络，使气血像"扫帚"一样清除骨盆区域的淤积，消灭炎症，增加骨盆和腹腔的血液供给，灵活髋关节，缓解坐骨神经痛，缓解痛经等症状，从而有效地滋养子宫卵巢。

5.13　针眼式

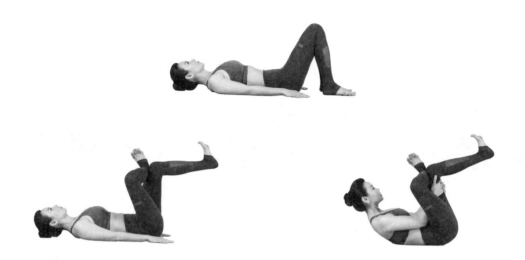

体式步骤：

1. 仰卧。

2. 屈膝脚踩地，双脚分开与髋同宽，将右脚的外侧脚踝横放于左膝上方，左腿屈膝上抬，双手环抱住左大腿。上抬腿的膝盖外展，左大小腿呈 90 度，骶骨下沉不要抬离垫子，双肩放松。

3. 基础练习者在此保持即可；高阶练习者持续外展右膝，卷腹抬起肩背，视线看向左膝。

身体觉知：

觉知右膝外展与左膝回收的拮抗力。卷腹时核心上提，肋骨下沉，双肩后旋下沉，放松斜方肌制造双肩与耳朵的空间，微微抬起下颚，舒展颈纹。

呼吸控制：

吸气脚尖回勾，膝盖外展，呼气卷腹曲髋。体会身体在一呼一吸间脚尖与膝盖的对抗，以加深屈髋和展膝的幅度。保持几组呼吸，然后还原进入对侧练习。

体式功效：

通过前面一系列髋部横向和纵向的伸展体式练习以后，我们将进入一个髋内收的体式练习。针眼式是一个很好的放松性体式，通过髋部的内收帮助身体自我修复，同时可以舒适地伸展臀部肌肉及大腿外侧肌群，消除练习者久坐引起的腰部僵硬问题。

5.14 仰卧放松

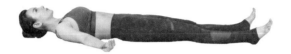

体式步骤：

1. 仰卧。

2. 双脚分开，足尖朝外，双臂微分，掌心向上，微闭双眼，全身放松，腰背尽量贴合于地面，下颌微收。

3. 基础练习者慢慢寻找通过觉知放松肌肉以及关节的能力；高阶练习者心里默念身体的每一块肌肉与关节，以觉知的游走带动全身的放松。

身体觉知：

觉知从脚趾头开始，一点一点地放松体式练习后紧张、躁动的身体，顺着身体的每一根骨头、每一个关节、每一块肌肉、每一个细胞，直至到达头顶，你能觉知到的每个部位都去放松它。

呼吸控制：

自然缓慢地呼吸，体会一呼一吸间，新鲜的空气充盈身体的每一个细胞，体内的浊气被彻底清空。

体式功效：

仰卧放松又称摊尸式，是本书每个体式章节练习之后都会使用到的休息术。瑜伽体式练习之后进行休息术是非常必要和重要的。休息术可以让身体完全放松下来，安抚身体，恢复精力。初学者要注意，不要在仰卧放松中睡着，要保持觉知力。

第六章

核心控制

　　第三脉轮脐轮，位于腹部肚脐往下到丹田部分。它是展现情绪能量的部位，象征着个人力量和意志。如果轮脐不畅，腰腹无力，会出现体态臃肿、大腹便便、行动迟钝等现象。反之，如果轮脐通畅，腰腹核心控制有力，我们会行动敏捷、腰肢纤细、曲线优美。同时，腹部肌肉包裹着内脏器官，是保护腹内脏器的唯一屏障。因此，腰腹核心力量的练习非常重要且益处良多，不仅可以塑造优美的体态，而且可以筑牢腹内脏器的安全屏障。在运动中，腰腹核心控制有力可以增强运动中四肢以及躯干的协调性；可以预防一些日常生活中的损伤，让我们的身体承受力更强；可以提升脊柱以及盆骨区域的稳定性。接下来，本章将从体式层面、觉知层面、呼吸层面，从不同维度，由浅入深地详细讲解几组关于核心控制的练习体式。

6.1　平板支撑式

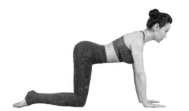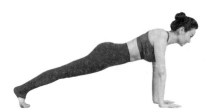

体式步骤：

1. 金刚坐姿。

2. 身体前倾，双手置于肩的正下方，双臂、大腿垂直于地面，双腿依次向后伸直，脚趾蹬地，手臂与地面垂直，肘窝相对，后背平直饱满，头部与身体呈一条直线。

3. 基础练习者保持时间稍短，高阶练习者逐渐延长保持时间。

身体觉知：

觉知肚脐收紧寻找脊柱，肋骨下沉，核心上提，脚跟往后蹬地与头顶往前延伸的拮抗力，十根手指及掌心压实地面，力量透过大臂内侧传导至肩背推起饱满，肩后旋下沉，放松斜方肌，胸腔往前延展。

呼吸控制：

吸气延展胸腔，肩背饱满，呼气收紧核心，蹬直双腿。体会身体在一呼一吸之间的伸展和控制。保持几组呼吸，然后还原。

体式功效：

平板支撑式体式的练习，需要调动腰腹核心肌群的积极参与，四肢力量的积极配合。因此，练习者需要十分专注以保持身体平衡和稳定，这类支撑性体式可以有效锻炼练习者的腰腹肌耐力，增强毅力，提升身体的整体力量，使练习者自信、阳光。

6.2 四柱式

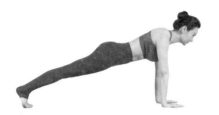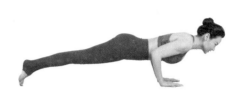

体式步骤：

1. 平板支撑式进入。

2. 头顶向前顶，双脚回勾蹬地，身体重心前移，双手压实地面，屈肘内夹，大臂与地面平行，大小臂呈90度，收紧核心，胸廓、臀部在一条直线上。

3. 基础练习者保持时间稍短，高阶练习者逐渐延长保持时间。

身体觉知：

觉知肚脐收紧寻找脊柱，肋骨下沉，核心上提，脚跟往后蹬地与头顶往前延伸的拮抗力，十根手指及掌心压实地面，大臂内侧加紧身体，肩后旋下沉，放松斜方肌，胸腔延展。

呼吸控制：

吸气延展胸腔，重心前移超过双肩，呼气双臂夹紧身体，收紧核心，蹬直双腿。体会吸气时新鲜的空气带给身体能量，呼气排出体内浊气时身体的支撑与控制。保持几组呼吸，然后还原。

体式功效：

四柱式是平板支撑式的进阶练习，需要调动腰腹核心肌群的积极参与，也需要四肢力量的积极配合，需要极强的专注力和意志力以保持身体平衡和稳定。四柱式可以强壮手腕、手臂等上半身，强壮腹部肌肉，很好地锻炼练习者的腰腹肌耐力，增强毅力，提升身体的整体力量，使练习者自信、阳光。

6.3 虎 式

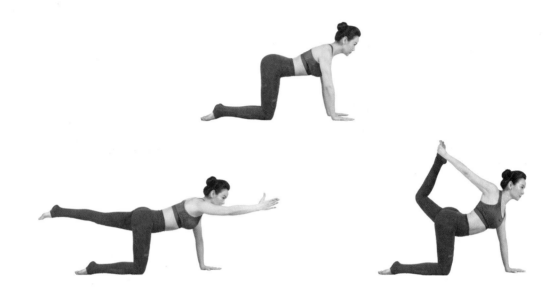

体式步骤：

1. 金刚坐姿。

2. 身体前倾，双手置于肩的正下方，指尖与肩对齐，双膝与肩同宽，脊柱逐节伸展，扩展胸腔，同时伸直左腿向后、向上抬起，大脚趾脚球往后蹬，抬右臂向前延伸。骨盆中正，脚掌与枕骨相对，手臂垂直于地面，支撑腿大腿始终垂直于地面，脚背压实地面。

3. 基础练习者在此保持即可；高阶练习者屈左膝，右手反手体后抓握左脚脚尖。

身体觉知：

觉知肚脐收紧寻找脊柱，肋骨下沉，核心上提，抬起腿的脚尖与手掌拮抗的力量，地面腿小腿胫骨脚背压实地面，左手掌十根手指及掌心压实地面，大臂内侧夹紧身体，肩后旋下沉，放松斜方肌，胸腔延展。

呼吸控制：

吸气延展躯干，呼气收紧核心。体会身体在吸气时胸腔延展的加深，呼气时抬腿幅度的加深，整个过程中核心控制力不能丢，以核心控制的稳定增强身体的稳定。保持几组呼吸，然后还原进入对侧练习。

体式功效：

虎式是在核心控制的基础上，增加了平衡控制的难度，因此可以很好地锻炼腰腹肌群的肌耐力以及控制力，同时还可以增强脊柱的灵活性，增强手臂、腿部及臀部的肌耐力。

6.4　半舰式

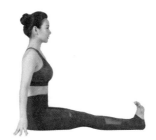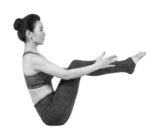

体式步骤：

1. 长坐姿。（见附录 1）

2. 屈双膝，大腿贴近腹部，以坐骨为支撑点，收腹，抬起双脚，小腿平行于地面，双手向前伸直掌心相对，与小腿平齐，腰背立直，足尖向前与双肩、双臂在同一平面，头部和脊柱保持一条直线。

3. 基础练习者在此保持即可；高阶练习者可延长停留时间，并顺势进入完全船式。

身体觉知：

觉知下腹部肌肉的激活，肋骨下沉，胸腔与后背脊柱等长延展，足下三点发力往远蹬，大腿前侧肌肉收紧上提。

呼吸控制：

吸气延展胸腔，提拔腰背；呼气收紧核心，屈膝抬腿。体会吸气时胸腔及腰背延展的加深，呼气时双大腿与上身贴合幅度的加深，在整个过程中需要专注于调动核心肌群的控制力。保持几组呼吸，然后还原。

体式功效：

半舰式是船式的前序体式，可以练习腹部深层肌肉，特别是下腹部肌肉，常做这个体式可以增强腰腹肌群的控制力，有助于提高身体的平衡能力。

6.5 船 式

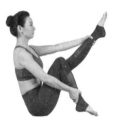 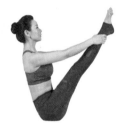 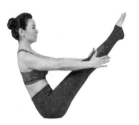

体式步骤：

1. 长坐姿。

2. 双手、双脚同时上抬，重心放于坐骨，双臂向前伸直平行于地面，掌心相对，伸直脚尖，绷直膝盖，脊柱延展，背部展平，目视脚趾。

3. 基础练习者双手握脚，保持即可；高阶练习者松开双手，伸直脚尖，绷直膝盖，双臂平行于地面，增强下腹肌群的控制力。

身体觉知：

觉知下腹部肌肉的激活，肋骨下沉，胸腔与后背脊柱等长延展，足下三点发力往远蹬，大腿前侧肌肉收紧上提。

呼吸控制：

吸气延展胸腔，提拔腰背；呼气收紧核心，直腿上抬。体会吸气时胸腔及腰背延展的加深，呼气时双腿与上身贴合幅度的加深，整个过程需要练习者专注于调动核心肌群的控制力。保持几组呼吸，然后还原。

体式功效：

船式是半舰式的进阶体式，船式可以练习腹部深层肌肉以及双腿肌群，特别是下腹部肌肉。常做这个体式可以增强腰腹肌群的控制力，紧实腹部，有助于提高身体的平衡能力。

6.6 上升抬腿式

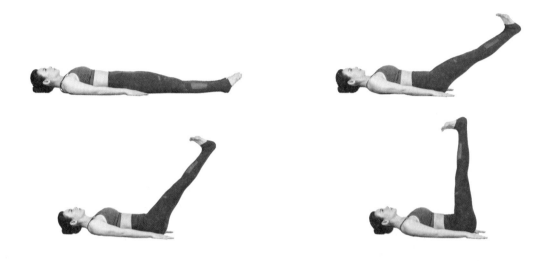

体式步骤:

1. 仰卧。

2. 双腿抬起与地面垂直,脚尖回勾,腰、背、臀部均贴合地面。在双腿抬起与放下过程中,也可分段停留,增加强度。

3. 基础练习者宜在 90 度与 60 度之间多停留一会儿,高阶练习者宜在 45 度与 15 度之间多停留一会儿。

身体觉知:

觉知抬腿幅度不同腹部肌群参与的控制力不同,肋骨下沉,下腰背部与地面保持一个手指头的距离以保护后腰,整个脊柱后背压实地面,放松颈椎,放松双肩,增强核心肌群的控制力,避免大腿前侧肌肉过度代偿。

呼吸控制:

吸气准备,呼气收核心,直腿上抬。体会吸气时腹部肌群的启动,呼气时收紧盆底肌,抬腿幅度加深;体会一呼一吸之间腹部肌群参与的层次不同。保持几组呼吸,然后还原。

体式功效:

上升抬腿式可以很好地集中锻炼核心肌群的控制力,且在动态转换中激活不同层次的腹部肌群,增强腹部、双腿力量,紧实、平坦腹部。患高血压与坐骨神经痛者不适宜练习此式。

6.7　侧板式

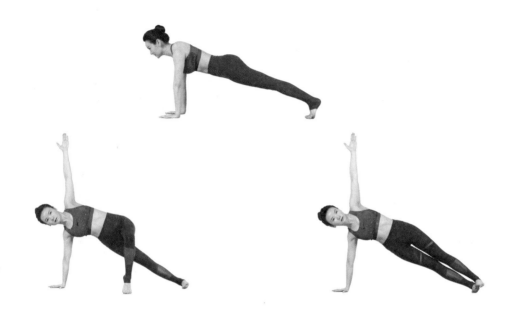

体式步骤：

1. 平板式进入。

2. 身体笔直，双手置于肩下方，双臂垂直于地面，双腿伸直，脚趾蹬地，身体呈一条真线，重心移至身体右侧，右臂支撑身体转向左侧，左脚靠近右脚，同时抬起左臂，扶腰，再缓慢伸直左臂指向天空，双臂呈一条直线垂直于地面，头、颈、脊柱、腿保持一条直线，并与髋在同一平面。

3. 基础练习者可将左脚落于髋前侧，脚趾蹬地；高阶练习者抬起左脚放于右脚上。

身体觉知：

觉知腹直肌、腹外斜肌的控制力，右脚外侧蹬地与右手全手掌撑地的力量顺着核心肌群传导支撑身体不断伸向天空，双臂的拮抗力、双腿的拮抗力。

呼吸控制：

吸气展开胸腔，延展脊柱，呼气收核心抬腿延展。体会吸气时整个身体的延展，呼气时收紧盆底肌，启动前锯肌，下腰远离地面。保持几组自然呼吸，然后还原进入对侧练习。

体式功效：

侧板式可以很好地启动前锯肌，让两侧腰变得紧实、纤细，同时可以强化手臂、双肩、背部与腿部的肌肉力量，加强身体平衡能力和协调性。

6.8　侧斜板单腿伸展式

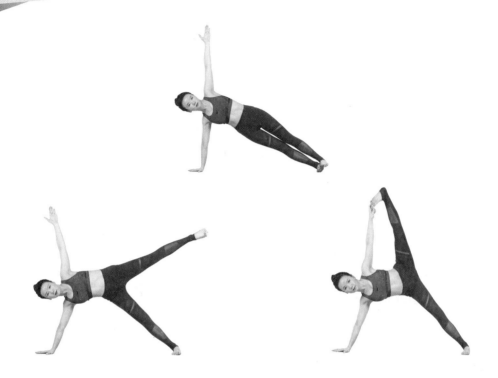

体式步骤：

1. 平板式进入。

2. 身体笔直，双手置于肩下方，双臂垂直于地面，双腿伸直，脚趾蹬地，身体呈一条直线，重心移至身体右侧，右臂支撑身体转向左侧，左脚靠近右脚，双脚并拢，同时抬左臂，双臂呈一条直线垂直于地面。缓慢抬起左腿，左手前三指抓握左脚大脚趾向上伸直，身体在同一平面。

3. 基础练习者可在前序任一体式停留，高阶练习者将抬升腿逐渐垂直于地面并寻找头顶方向。

身体觉知：

觉知腹直肌、腹外斜肌的控制力，右脚外侧蹬地与右手全手掌撑地的力量顺着核心肌群传导支撑右脚不断伸向天空，双臂的拮抗力、双腿的拮抗力。

呼吸控制：

吸气展开胸腔，延展脊柱，呼气收核心抬腿延展。体会吸气时整个身体的延展，呼气时收紧盆底肌，启动前锯肌，下腰远离地面。保持几组自然呼吸，然后还原进入对侧练习。

体式功效：

侧斜板单腿伸展式是侧板式的进阶体式，可以很好地培养前锯肌的肌耐力，让两侧腰变得紧实、纤细，同时可以强化手臂、双肩、背部与腿部的肌肉力量，加强身体平衡能力和协调性。

6.9 反斜板式

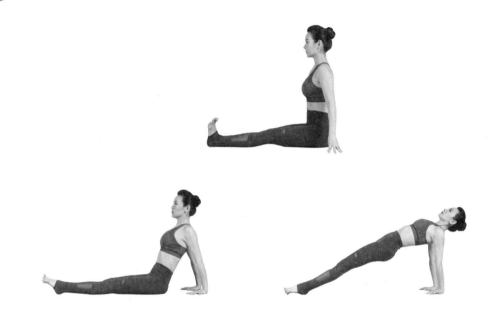

体式步骤：

1. 长坐姿。

2. 双手分开与肩同宽，置于臀部正后方一掌处，手臂支撑垂直于地面，指尖向前，脚掌下压撑地将臀部抬起，与身体保持同一直线。

3. 基础练习者可在前序任一体式停留，高阶练习者脚掌完全贴地。

身体觉知：

觉知肚脐收紧寻找脊柱，肋骨下沉，核心上提，脚掌往前压实地面与头顶往后延伸的拮抗力，十根手指及掌心压实地面，力量透过大臂内侧传导至肩背推起胸腔，肩后旋下沉，放松斜方肌，胸腔往上延展。

呼吸控制：

吸气展开胸腔，延展脊柱，呼气收核心，脚尖下压。体会吸气时整个身体的延展，呼气时收缩盆底肌，脚掌压地，掌心推地力量的加深。保持几组自然呼吸，然后还原。

体式功效：

当人不够自信、胆怯时，会生理性地将腹部、前胸遮挡或包裹起来，反斜板式从检视与别人互动时的热忱、信任度开始，打破掩饰的恐惧，从腹式呼吸过程中感受到饱满的腹部与削弱的腹部，感受能量，完全打开心胸去面对生命中令你恐惧的事物。同时，反斜板式也可以增强核心力量及腕、踝关节的稳定。

6.10　站立抬腿式

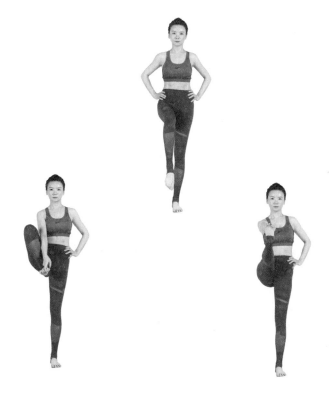

体式步骤：

1. 山式站姿。

2. 双手叉腰，重心移到左腿，屈右膝上抬，右手的食指和中指勾住右脚大脚趾，缓慢蹬直右腿，脚尖回勾。

3. 基础练习者在任一前序体式停留即可，高阶练习者松开双手体侧握拳。

身体觉知：

觉知核心控制力，双腿大腿后侧与小腿后侧肌肉的拮抗力，舒展膝窝，收核心，沉肋骨，躯干前侧与后侧等长平行伸展，放松颈椎，放松双肩。

呼吸控制：

吸气展开胸腔，延展脊柱；呼气收核心，持续上抬腿。体会吸气时整个身体延展、挺拔的感觉，呼气时收缩盆底肌，收核心，加深上抬腿幅度。保持几组自然呼吸，然后还原进入对侧练习。

体式功效：

该体式可以很好地激活核心控制能力，平坦紧实小腹，塑造迷人的马甲线。同时，可以强化手臂、双肩、背部与腿部的肌肉力量，加强身体平衡能力和协调性。

6.11　直角扭转式

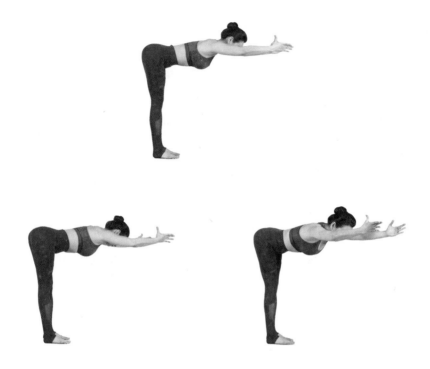

体式步骤：

1. 山式站姿。

2. 双脚分开略比肩宽，双臂举至头顶上方掌心相对，髋屈曲，躯干平行于地面，向左、右水平摆动。手臂、后背在同一直线上，与下肢呈 90 度，摆动时双脚、双膝稳定不变，骨盆中正。

3. 基础练习者左右水平摆动幅度稍浅，高阶练习者不断增强左右水平摆动幅度。

身体觉知：

觉知核心控制力，掌心往前髋往后的拮抗力，收核心，沉肋骨，躯干前侧与后侧等长平行伸展，放松颈椎，放松双肩，双腿后侧大小腿的拮抗力，舒展膝窝，足下三点压实地面。

呼吸控制：

吸气延展脊柱，呼气收核心，上身转动。体会吸气时脚掌扎根大地，脊柱延展，呼气时加深身体转动幅度。保持几组呼吸，然后还原进入对侧练习。

体式功效：

该体式可以强化手臂、双肩、背部与腿部的肌耐力，同时可以很好地激活核心控制能力，平坦、紧实小腹，防止背痛和腰部风湿痛，改善坐骨神经痛。

6.12　半月式

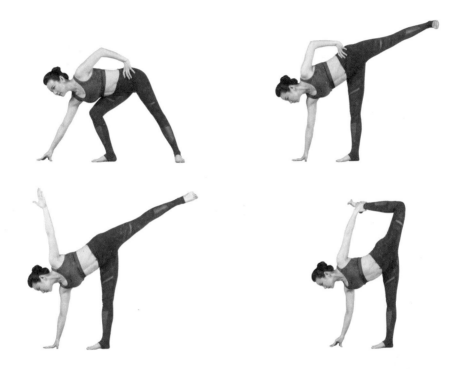

体式步骤：

1. 山式站姿。

2. 双脚分开约两肩半宽，右脚向右转90度，左脚内收约30度，双手扶腰，屈右膝，躯干向右侧延伸弯曲，右手放在右脚前方约30厘米处，右手位于右肩的正下方，右腿充分伸直，左脚抬平伸直，稳定后缓慢抬起左臂，双臂伸直垂直于地面，上方腿平行于地面，身体在同一平面，转头目视左手。

3. 基础练习者在任一前序体式停留即可；高阶练习者松开左手抓左脚，不断加深身体的延展程度。

身体觉知：

觉知核心的控制力，头顶往前与抬起腿往后的拮抗力，双臂往天空与大地的拮抗力，支撑腿脚掌往下与髋往上的拮抗力，收核心，沉肋骨，放松双肩，躯干前侧与后侧等长平行伸展。

呼吸控制：

吸气展开胸腔，延展脊柱；呼气收核心，持续上抬腿。体会吸气时整个身体舒展的感觉，呼气时收核心，加深头顶和脚尖对侧的延展感。保持几组自然呼吸，然后还原进入对侧练习。

体式功效：

半月式是高阶的核心控制体式，可以很好地培养核心肌群的肌耐力，脊柱也能更好地伸展，减缓背部僵硬，形塑优美的身体曲线，提高平衡和专注力。

6.13 狂野式

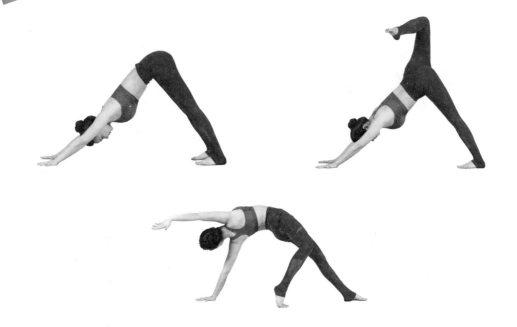

体式步骤：

1. 大拜式进入。

2. 脸朝下，腹部贴地，臀部坐到脚跟上，双脚分开约30厘米，伸直双臂，双手掌心朝下，五个手指大大分开压实地面，向前向下卧在地面上，呼气，蹬直膝盖，髋带领着身体从地面抬起往后延伸，手臂伸直，双肩外旋，视线看向肚脐的方向。重心移到左腿和双臂，抬右腿，屈膝右脚跟寻找臀部，右脚顺势落向身体左侧的地板上，脚趾蹬地，同时抬起右臂伸向头顶方向。

3. 基础练习者展髋、展胸腔的幅度稍浅，高阶练习者推髋、推胸腔寻找天空。

身体觉知：

觉知腹直肌、腹外斜肌的控制力，伸直腿的脚掌外沿蹬地，屈膝腿的脚尖蹬地与左手全手掌撑地的力量顺着核心肌群传导至髋和胸腔支撑胸腔寻找天空，双肩外旋下沉，制造双臂与双耳的空间。

呼吸控制：

吸气扩展胸腔，让新鲜的空气充盈整个胸腔；呼气顶髋寻找天空。体会吸气时身体两侧的延展感，呼气时脚掌蹬地，手掌撑地，启动前锯肌的力量，加深髋部寻找天空的舒展感。保持几组呼吸，然后还原进入对侧练习。

体式功效：

狂野式是一个优雅而奔放的瑜伽体式，也是一个强烈的力量后弯体式，它可以很好地培养前锯肌肌耐力，塑造紧实的腰部曲线，同时给练习者带来满足感和欢愉感。

6.14 仰卧放松

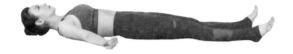

体式步骤:

1. 仰卧。

2. 双脚分开,足尖朝外,双臂微分,掌心向上,微闭双眼,全身放松,腰背尽量贴合地地面,下颌微收。

3. 基础练习者慢慢寻找通过觉知放松肌肉以及关节的能力;高阶练习者心里默念身体的每一块肌肉与关节,以觉知的游走带动全身的放松。

身体觉知:

觉知从脚趾头开始,一点一点地放松体式练习后紧张、躁动的身体,顺着身体的每一根骨头、每一个关节、每一块肌肉、每一个细胞,直至到达头顶,你能觉知到的每个部位都去放松它。

呼吸控制:

自然缓慢地呼吸,体会一呼一吸间,新鲜的空气充盈身体的每一个细胞,体内的浊气被彻底清空。

体式功效:

仰卧放松又称摊尸式,是本书每个体式章节练习之后都会使用到的休息术。瑜伽体式练习之后进行休息术是非常必要和重要的。休息术可以让身体完全放松下来,安抚身体,恢复精力。初学者要注意,不要在仰卧放松中睡着,要保持觉知力。

脊柱是构成整个身体的核心支柱，共有24块椎骨，上窄下宽，依次排列，椎骨间有椎间盘，具有重要的缓冲作用。脊柱保护着中枢神经，又连接着脊神经，为神经系统的健康提供基本保障。椎间盘伸缩弹性空间大，但随着年龄增加椎间盘开始逐渐退变，使人体出现驼背、身高变矮等现象。脊柱周围的肌肉保护着脊柱，承受了绝大部分作用于躯干的外力，以保护我们的身体。岁月的侵蚀，日常生活中的久坐、久站、跑步、跳跃等活动都会给脊柱压力，这些压力长期累积会影响神经系统的正常工作，并危及身体健康。以脊柱为中心，通过持续的瑜伽体式练习可以延缓椎间盘退化，防止驼背及身体萎缩等；可以增强脊柱周围肌肉的肌耐力，提高脊柱的灵活性和柔韧性。因此，本章将从体式层面、觉知层面、呼吸层面，从不同维度，由浅入深地详细讲解几组脊柱脉动的练习体式。

7.1 猫伸展式

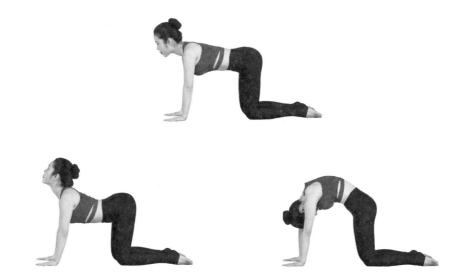

体式步骤：

1. 金刚坐姿。

2. 身体前倾，双手置于肩下方，手臂垂直于地面，双膝与髋同宽，脚背压实地面，伸展时大腿始终垂直于地面。吸气脊柱逐节脉动向前伸展，扩展胸腔；呼气从尾椎开始逐节卷动脊柱，收腹，肚脐寻找脊柱，把整个肩背推饱满，目视肚脐。

3. 基础练习者幅度可稍浅，高阶练习者脊柱随呼吸脉动。

身体觉知：

觉知十根手指及掌心压实地面的拮抗力，力量透过大臂内侧传导至肩背，双肩后旋下沉，放松斜方肌，胸腔往前延展，制造双臂与双耳的空间，觉知小腿胫骨及整个脚背铺平压实地面的拮抗力。

呼吸控制：

吸气伸展脊柱，呼气低头拱背。体会身体在一呼一吸间每根脊柱随着呼吸如水般脉动。保持几组呼吸，然后还原。

体式功效：

脊柱的脉动练习是围绕脊柱进行的伸展和屈曲，目的是帮助我们疏通脊柱，清理脊柱中的乱象，修复受损的颈椎、腰椎，调节内分泌，增加脊柱灵活性，放松肩颈。

7.2　融心式

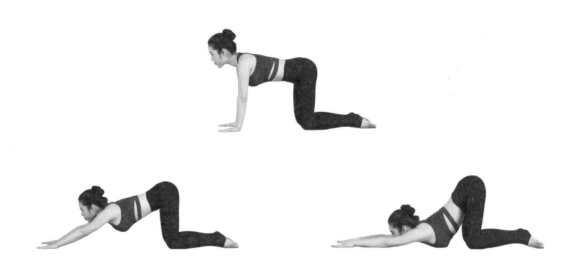

体式步骤：

1. 猫式准备。

2. 双腿并拢，脚背贴地，大小腿呈 90 度，伸展时大腿始终垂直于地面，双手向前延伸至下巴点地，胸腔贴地，腋窝寻找地面，腰背部和颈部不要有挤压感。

3. 基础练习者下巴点地即可；高阶练习者可使胸部、腋窝寻找地面，尝试伸直双腿。

身体觉知：

觉知脊柱的延展，臀往后与大臂往前的拮抗力；大臂内侧及腋窝的伸展，双肩后退，制造双臂与双耳的空间；觉知小腿胫骨及整个脚背铺平压实地面的拮抗力，或者伸直腿时脚尖蹬地的拮抗力。

呼吸控制：

吸气伸展脊柱，呼气双手带动身体向前延展。体会身体在吸气时加深延展，呼气时胸腔无限接近大地的伸展感。保持几组呼吸，然后还原。

体式功效：

融心式是在猫式的基础上加深了脊柱伸展的幅度，可以很好地疏通脊柱，保持脊椎椎体间隙的健康空间，灵活脊柱，促进腋下淋巴排毒，放松臀部，缓解便秘。

7.3 下犬式

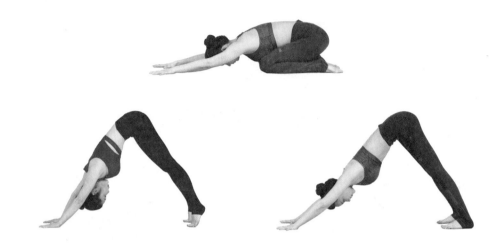

体式步骤：

1. 大拜式进入。

2. 脸朝下，腹部贴地，臀部坐到脚跟上，双脚分开约 30 厘米，伸直双臂，双手掌心朝下，五个手指大大分开压实地面，向前向下卧在地面上，呼气，蹬直膝盖，髋带领着身体从地面抬起往后延伸，手臂伸直，双肩外旋，视线看向肚脐的方向。

3. 基础练习者可踮起脚尖，高阶练习者可全脚掌踩实地面。

身体觉知：

觉知整个脊柱的延展，大腿后侧肌肉往上与小腿后侧肌肉往下的拮抗力，双手掌往前往下与髋往后往上的拮抗力，收核心，沉肋骨，双肩外旋下沉制造双臂与双耳的空间，双手、双脚每根指头铺平压实地面。

呼吸控制：

吸气延展脊柱，呼气手掌、脚掌扎根大地。体会吸气时脊柱延展的加深，呼气时手掌、脚掌扎根大地的加深。保持几组呼吸，然后还原。

体式功效：

下犬式是瑜伽体式练习中的经典体式，也是一个修复型的放松体式，能够充分伸展并激活整个身体，尤其是腰背部，缓解肌肉疲劳，恢复精力；还可改善头部供血，加强手臂力量，拉长脊椎，帮助调解脊椎，也能缓解颈椎和肩膀疼痛。

7.4　上犬式

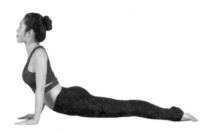

体式步骤：

1. 俯卧。

2. 双脚分开与髋同宽，屈双肘，双手指尖向前置于胸两侧，手肘夹紧身体，胸腔上提，伸直手臂，收紧双腿肌肉，膝盖与骨盆离开地面，脚背压实贴地。身体除双手、脚背以外其余部位均离开地面，胸腔上提，充分后展，视线看向斜上方。

3. 基础练习者幅度稍浅；高阶练习者加深胸腔脊柱延展幅度，也可从上犬式脉动脊柱进入下犬式，动态练习。

身体觉知：

觉知脊柱的伸展，十根手指及掌心压实地面的拮抗力，收核心，沉肋骨，延展胸腔，双肩后旋下沉制造双臂与双耳的空间，双手、双脚每根指头铺平压实地面。

呼吸控制：

吸气展开胸腔，呼气掌心撑地，脊柱轻微后弯。体会吸气时胸腔扩展的加深，呼气时手掌撑地、脚背压地的加深。保持几组呼吸，然后还原。

体式功效：

上犬式能改善体态，强健脊柱、手臂、手腕，伸展胸部和肺部、肩膀以及腹部，紧实臀部，使脊柱恢复活力。该体式也有助于缓解轻度忧郁和腰部疼痛，对于椎间盘突出的人也有很好的修复效果。由于此体式使胸部得到完全扩张，因此能增加肺部弹性，对哮喘有辅助治疗作用。

7.5 半莲花背部伸展式

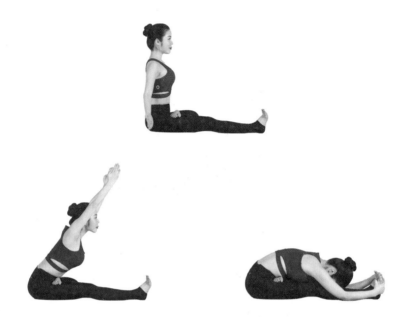

体式步骤：

1. 长坐姿。

2. 屈左膝，髋外展，脚背置于右大腿根部，大腿外侧贴地，双臂上举过头顶，胸腔上提，脊柱延展，髋屈曲，指尖带领上身向前、向下，腹、胸、额依次贴近右腿前侧，双手抓握右脚脚尖，骨盆中正。

3. 基础练习者在此停留即可，高阶练习者可将左臂绕过体后抓握左脚脚趾。

身体觉知：

觉知脊柱的延展，大腿后侧肌肉与小腿后侧肌肉的拮抗力，舒展膝窝落向地面，手掌往前与肩往后的拮抗力，制造双臂与双耳的空间，收核心，沉肋骨，脊柱与伸直腿平行延展。

呼吸控制：

吸气脊柱延展，呼气髋屈曲。体会吸气时下腰背部以及脊柱延展的加深，呼气时上身躯加深寻找大地的幅度。保持几组呼吸，然后还原进入对侧练习。

体式功效：

半莲花背部伸展式属于前屈伸展的体式，可以拉伸股后和背部肌群，提高肩、髋关节灵活度，增强内脏器官消化等功能，促进脊柱血液循环。这个体式使身体在呼吸中受到有规律的挤压，所以生殖系统、消化系统、呼吸系统、循环系统都能在这个姿势中受益。

7.6　双腿背部伸展式

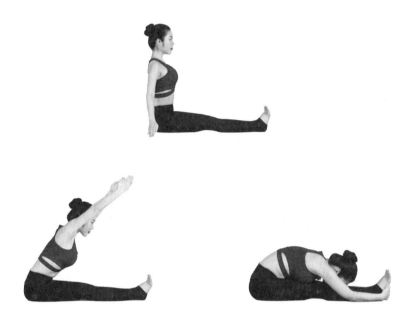

体式步骤：

1. 长坐姿。

2. 伸展双臂举过头顶，掌心相对，延展双臂带领上身屈髋向前、向下，直至腹、胸、额依次贴近双腿前侧，背部充分伸展，双腿伸直，脚尖回勾，双手抓握脚掌外侧。

3. 基础练习者前屈幅度可稍浅，手掌抓握位置根据自身情况而定；高阶练习者可双手抓握对侧手腕，加深脊柱延展幅度，让体式舒展，富有美感。

身体觉知：

觉知脊柱的延展，大腿后侧肌肉与小腿后侧肌肉的拮抗力，舒展膝窝落向地面，手掌与脚掌的拮抗力，双肩后旋下沉制造双臂与双耳的空间，脊柱与双腿平行延展。

呼吸控制：

吸气脊柱延展，呼气髋屈曲。体会吸气时下腰背部以及脊柱延展的加深，呼气时上身躯持续寻找双腿。保持几组呼吸，然后还原。

体式功效：

双腿背部伸展式属于前屈伸展的体式，可以拉伸股后和背部肌群，提高肩、髋关节灵活度，增强内脏器官消化等功能，促进脊柱血液循环，保持脊椎椎间隙的健康空间。该体式使身体在呼吸中受到有规律的挤压，所以生殖系统、消化系统、呼吸系统、循环系统都能在这个姿势中受益。

7.7 单腿背部侧伸展式

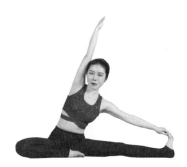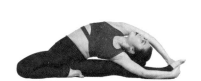

体式步骤:

1. 简易坐姿。

2. 屈右膝,髋外展,脚背置于左大腿根部,大腿外侧贴地,伸直左腿,右臂上举,带领上身左侧弯直至右手抓握左脚脚尖,左侧躯干逐节贴靠在左腿上,左肩往前,右肩往后,翻转胸腔朝向天空的方向。

3. 基础练习者侧弯幅度可稍浅;高阶练习者可加深侧弯幅度,让体式舒展,富有美感。

身体觉知:

觉知脊柱的延展,胸腔的打开,大腿后侧肌肉与小腿后侧肌肉的拮抗力,舒展膝窝落向地面,右手掌与左膝的拮抗力,左手掌与右脚脚尖的拮抗力。

呼吸控制:

吸气脊柱延展,呼气上身侧曲。体会吸气时新鲜的空气充盈整个后背,扩展胸腔,呼气时加深侧曲幅度。保持几组呼吸,然后还原进入对侧练习。

体式功效:

该体式可以很好地伸展两侧腰肌,柔和地给予脊椎侧弯空间,维持脊椎的正常生理曲度和间隙,促进脊柱血液循环,使背部胀痛得以舒缓,减少腰腹赘肉。

7.8 简易扭转式

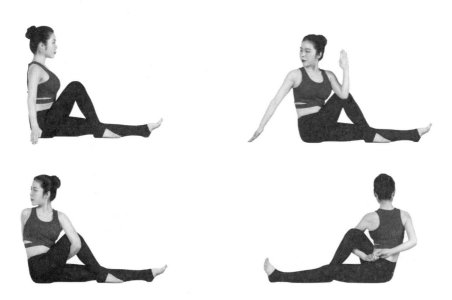

体式步骤:

1. 长坐姿。

2. 屈右膝,右脚置于左膝内侧,足尖与左膝呈一条直线,右脚掌踩实地面,左手臂经体侧举过头顶,掌心向内,左臂带领着上身向右侧扭转,屈左手肘抵住右膝外侧,右手掌置于臀部正后侧,下颌、双肩和屈膝腿在同一平面,视线看向右后方,脊柱充分伸展垂直于地面,保持髋部中正,臀部压实地面。

3. 基础练习者屈膝腿脚尖稍向前移动即可;高阶练习者可使屈膝腿脚尖与伸直腿膝盖在同一水平线,加深上身与屈膝腿的贴合度,同时,左手穿过膝窝在体后与右手互握,以加深上身扭转幅度,让体式舒展,富有美感。

身体觉知:

觉知脊柱的扭转与延展,胸腔的打开,大腿后侧肌肉与小腿后侧肌肉的拮抗力,舒展膝窝落向地面,左臂与右膝的拮抗力,双肩后旋下沉,制造双臂与双耳的空间。

呼吸控制:

呼气伸展脊椎,吸气扭转。体会身体在一呼一吸之间不断加深延展幅度及扭转幅度。保持几组呼吸,然后还原进入对侧练习。

体式功效:

该体式可以很好地按摩腹部内脏器官,促进消化,缓解便秘,同时,柔和地给予脊椎扭转的空间,维持脊椎的正常生理曲度和间隙,促进脊柱血液循环,使背部胀痛得以舒缓,减少腰腹赘肉。

7.9 桥 式

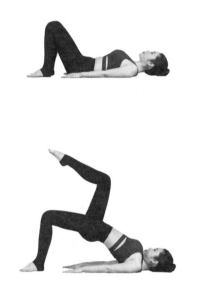
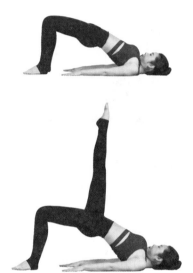

体式步骤：

1. 仰卧。

2. 屈双膝，双脚分开与髋同宽，足跟靠近臀部，膝盖、脚趾指向正前方，小腿垂直于地面，伸直手臂，双手掌心朝下，从骶骨开始逐节卷动脊柱，依次抬起臀部、背部，上提胸腔并微收下颌。稍停留，稳定髋的高度不变，抬起右腿，先保持右侧大、小腿呈 90 度，再缓慢伸直右腿。

3. 基础练习者在任一前序体式停留即可；高阶练习者可使右脚脚尖寻找天空，让体式舒展，富有美感。

身体觉知：

觉知脊柱的逐节脉动，双脚大脚趾脚球发力更多，力量从双腿内侧传导至臀部和盆底肌，收核心、沉肋骨，躯干前侧和后侧等长伸展，双肩、双大臂压实地面，膝盖往前与双肩往后的拮抗力。

呼吸控制：

吸气手掌压实地面，呼气收盆底肌，抬起臀部。体会一呼一吸间盆底肌的收紧上提和体式延展的加深。保持几组呼吸，然后还原进入对侧练习。

体式功效：

该体式可以很好地激活盆底肌，对于尿频、尿急、尿失禁及前列腺炎有很好的辅助疗愈作用。同时，该体式可以很好地调节脉动脊柱，促进脊柱血液循环，缓解背部不适。

7.10 侧角扭转式

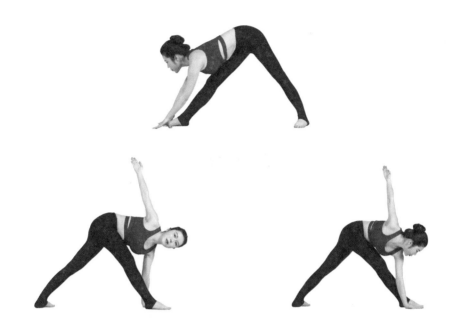

体式步骤:

1. 山式站姿。

2. 伸直双臂,双脚分开约两肩半宽,右脚向右转 90 度,左脚内收约 60 度,向右转髋,保持髋中正,右臂经体侧向上伸展,髋屈曲左臂带领身体向下向右扭转,直至左手掌落于右脚内侧,右臂伸展向天空,双臂呈一条直线。

3. 基础练习者左手掌与右脚掌距离稍远一些即可,高阶练习者可尝试左手掌落于右脚外侧。

身体觉知:

觉知胸腔的打开,脊柱的扭转与延展,双臂往天空和大地的拮抗力,双肩后旋下沉,制造双臂与双耳的空间,收核心,沉肋骨,重心均匀地分布于双腿上。

呼吸控制:

呼气伸展脊椎,吸气收紧双腿内侧,加深扭转。体会身体在一呼一吸之间不断地加深延展幅度以及扭转幅度。保持几组呼吸,然后还原进入对侧练习。

体式功效:

该体式可以很好地增强躯干两侧、背部以及双腿后侧肌耐力,按摩腹部内脏器官,促进消化,缓解便秘。同时,柔和地给予脊椎扭转的空间,维持脊椎的正常生理曲度和间隙,促进脊柱血液循环,使背部胀痛得以舒缓,减少腰腹赘肉。

7.11 眼镜蛇式

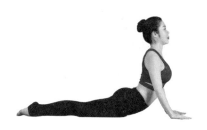

体式步骤：

1. 俯卧。

2. 双手放于胸部两侧，指尖对齐肩膀，肘内收，夹向身体，手臂推地，胸部上提，脊柱向后伸展，延伸下颌，耻骨贴地，大小腿及脚背铺平压实地面。

3. 基础练习者脊柱后展幅度稍浅，微曲手肘；高阶练习者可加深脊柱后展幅度，伸直手肘，保持体式舒展，富有美感。

身体觉知：

觉知脊柱的脉动延展，打开胸腔，双手掌与地面的拮抗力，双肩后旋下沉制造双臂与双耳的空间，收核心，沉肋骨，重心均匀地分布于双腿上。

呼吸控制：

吸气展开胸腔，呼气掌心撑地，脊柱轻微后弯。体会吸气时胸腔扩展的加深，呼气时手掌撑地，小腿胫骨、脚背压地的加深。保持几组呼吸，然后还原。

体式功效：

该体式属于轻微后弯体式，可以柔和地给予脊柱后展空间，维持健康的脊椎间隙。同时，该体式可以强健上肢及背部肌群，缓解颈背部的紧绷僵硬，有效减轻背部的不适症状。

7.12　花环式

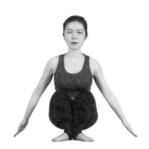

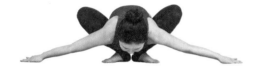
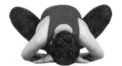

体式步骤：

1. 山式站姿。

2. 双臂前平举，屈膝下蹲，双膝外展，身体前倾，双臂从前向后环抱双膝，手握住足跟，脚跟并拢落地，髋外展，臀下沉，前额触地。

3. 基础练习者手握小腿即可，高阶练习者双手互握。

身体觉知：

觉知脊柱的延展，髋的横向打开，核心聚拢收紧，双手互握的拮抗力，额头往前寻找地面与臀往后寻找地面的拮抗力。

呼吸控制：

吸气扩展胸腔，呼气额头触地。体会吸气时脊柱延展的加深，呼气时上身与双腿贴合的加深。保持几组呼吸，然后还原。

体式功效：

该体式可以很好地按摩腹部内脏器官，促进消化，缓解便秘。同时，促进脊柱血液循环，缓解下背部疲劳，减少腰腹赘肉。

7.13　仰卧放松

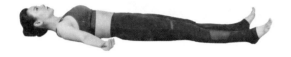

体式步骤:

1. 仰卧。

2. 双脚分开,足尖朝外,双臂微分,掌心向上,微闭双眼,全身放松,腰背尽量贴合于地面,下颌微收。

3. 基础练习者慢慢寻找通过觉知放松肌肉以及关节的能力;高阶练习者心里默念身体的每一块肌肉与关节,以觉知的游走带动全身的放松。

身体觉知:

觉知从脚趾头开始,一点一点地放松体式练习后紧张、躁动的身体,顺着身体的每一根骨头、每一个关节、每一块肌肉、每一个细胞,直至到达头顶,你能觉知到的每个部位都去放松它。

呼吸控制:

自然缓慢地呼吸,体会一呼一吸间,新鲜的空气充盈身体的每一个细胞,体内的浊气被彻底清空。

体式功效:

仰卧放松又称摊尸式,是本书每个体式章节练习之后都会使用到的休息术。瑜伽体式练习之后进行休息术是非常必要和重要的。休息术可以让身体完全放松下来,安抚身体,恢复精力。初学者要注意,不要在仰卧放松中睡着,要保持觉知力。

第四脉轮心轮位于胸部正中。它照顾着心脏及呼吸系统，与关爱、联系、融合、同情心等相关。心轮通畅、胸腔舒展的人，体态挺拔，会呈现出一种积极向上、阳光自信的精神面貌。反之，若心轮不畅、含胸驼背的人，一般会给人一种自卑、消极的印象。尤其是现代人久坐不动，长期低头看电子产品，很容易造成含胸驼背、肩颈僵硬、头部前倾、"富贵包"等不良体态问题，让个人气质大打折扣。此外，心轮不畅、长期含胸驼背的人，一般心肺功能不佳，常伴有呼吸系统疾病，尤其是自身呼吸系统免疫能力低下，在对抗复杂多变的外界自然环境时极易被新型病毒攻陷，造成难以预料的不良后果。通过瑜伽开肩与后弯系列的体式练习，不仅可以改善肩关节的灵活度，缓解肩颈不适，打开胸腔，舒展紧张的肌肉，让体态变得优雅挺拔；而且可以提高自身呼吸系统的免疫能力以应对复杂多变的外界环境，筑牢自身防疫墙。因此，本章将从体式层面、觉知层面、呼吸层面，从不同维度，由浅入深地详细讲解几组开肩与后弯的练习体式。

8.1 蝗虫式

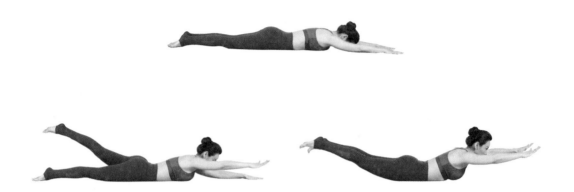

体式步骤：

1. 俯卧。

2. 双臂伸直举过头顶，掌心压地，手、头、胸、腿同时上抬，除下腹部和髋部以外的身体均离开地面，颈部前后侧舒展，头部不要过分后仰，双腿伸直，双臂伸直。

3. 基础练习者在此停留即可；高阶练习者可同时抬起右手与左腿，稍停留还原，然后同时抬起左手与右腿，进入交替动态练习。

身体觉知：

觉知胸腔的伸展，颈部前后侧颈纹的舒展，背部肌群肌耐力的培养，始终保持双肩后旋下沉，制造双臂与双耳的空间，收核心，沉肋骨，臀肌参与上抬双腿，指尖往前与脚尖往后的拮抗力。

呼吸控制：

吸气抬腿、抬手，呼气指尖向前方无限延伸，脚尖向后方无限延伸。体会身体在一呼一吸之间收紧上提与无限延展的感觉。保持几组呼吸，然后还原。

体式功效：

该体式可以很好地强化背部肌群，放松肩颈，缓解腰部不适，按摩腹部内脏器官，促进消化。

8.2 蝗虫式变体

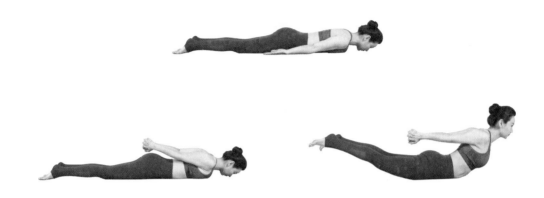

体式步骤:

1. 俯卧。

2. 双臂向后伸展,十指交叉掌跟相触,双腿分开与髋同宽,伸直双腿、双臂,头、胸、双臂、双腿同时上抬,除下腹部和髋部以外的身体均离开地面,颈部前后侧舒展,头部不要过分后仰。

3. 基础练习者可在此停留,也可落下双腿进入分解练习;高阶练习者可同时抬起双臂、双腿。

身体觉知:

觉知胸腔的延展,双肩的打开,颈部前后侧颈纹的舒展,背部肌群肌耐力的培养,始终保持双肩后旋下沉,制造双臂与双耳的空间,收核心,沉肋骨,臀肌参与上抬双腿,双手握拳远离臀部寻找脚尖,脚尖往后无限延伸。

呼吸控制:

吸气抬腿、抬手,呼气双拳、脚尖向后方无限延伸。体会身体在一呼一吸间收紧上提与无限延展的感觉。保持几组呼吸,然后还原。

体式功效:

该体式可以很好地强化背部肌群,改善扣肩、驼背现象,塑造紧实优美的背部曲线,同时也可以放松颈椎,缓解腰部不适,按摩腹部内脏器官,促进消化。

8.3 新月式

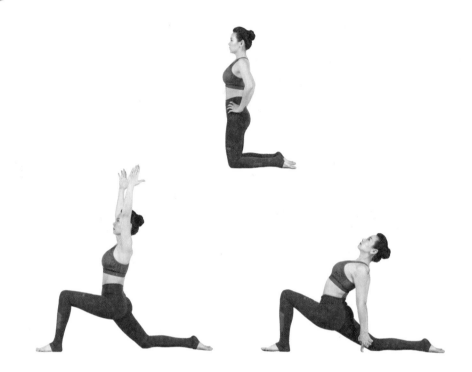

体式步骤：

1. 金刚坐姿。

2. 跪立，左腿向前迈一大步，双手扶腰，左大小腿呈90度，右膝、脚背着地，髋部前移下沉，骨盆中正，双臂经体侧向上抬起，掌心相对，稍停留。后旋双肩，双手体后十指握拳，掌根贴合，打开胸腔，延展脊柱，双拳带领着上身往后往下，直至双拳落于右膝膝窝处。

3. 基础练习者在任一前序体式停留即可；高阶练习者可加深胸腔与脊柱后展幅度，保持体式舒展，富有美感。

身体觉知：

觉知胸腔和双肩的打开，脊柱的延展，收核心，沉髋，右髋前侧强烈地伸展，左脚大脚趾脚球蹬地，左大腿内侧与右大腿前侧的拮抗力，重心在双腿之间，右膝盖不要有压力，双肩后旋下沉，放松斜方肌，制造双耳与双肩的空间。

呼吸控制：

吸气提拔脊柱，扩张胸腔，呼气展肩后弯。体会吸气时新鲜的空气充盈整个胸腔，加深脊柱的延展，呼气时展开双肩，加深后弯的幅度。保持几组呼吸，然后还原进入对侧练习。

体式功效：

该体式可以很好地舒展胸腔，展开双肩，提升气质。同时，还可以伸展大腿前后侧肌肉，促进骨盆区域血液循环，拉伸躯干前侧，伸展肩、背部，加强平衡感。

8.4 弓 式

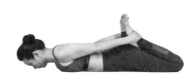 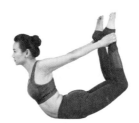

体式步骤:

1. 俯卧。

2. 双脚分开与髋同宽,屈双膝,双臂后展,双手抓住双脚脚踝,头、胸、双腿同时上提,充分伸展脊柱,胸腔充分打开,头部不宜过度后仰。

3. 基础练习者双腿与胸腔上提幅度稍浅即可,高阶练习者可加深双腿与胸腔上提幅度。

身体觉知:

觉知胸腔和双肩的打开,脊柱的延展,背部肌群肌耐力的培养,双肩后旋下沉,放松斜方肌,收核心,指尖与脚尖的拮抗力。

呼吸控制:

吸气抬腿、抬手,呼气双腿带领胸腔后展。体会吸气时上抬双腿,展开肩背,呼气时头顶与脚尖无限靠近的感觉。保持几组呼吸,然后还原。

体式功效:

该体式可以很好地伸展脊柱,强化背部肌群肌耐力,改善扣肩、驼背现象,塑造紧实优美的背部曲线。同时,也可以放松颈椎,缓解腰部不适,按摩腹部内脏器官,促进消化。

8.5 骆驼式

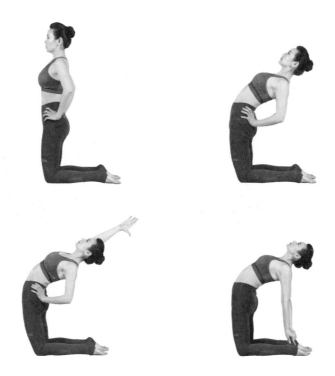

体式步骤：

1. 金刚坐姿。

2. 跪立，双膝分开与髋同宽，小腿胫骨、脚背贴实地面，脚尖指向正后方，双手扶髋，肘内收，胸部上提，先松开右手，右臂后展，掌心落于右脚脚掌，稳定之后再松开左手。左臂后展，掌心落于左脚脚掌，胸腔充分打开，脊柱后展。双臂与双大腿垂直于地面，头部不宜过度后仰。

3. 基础练习者胸腔上提与大腿往前的幅度稍浅；高阶练习者可加深胸腔上提与大腿往前的幅度，保持体式舒展，富有美感。

身体觉知：

觉知胸腔和双肩的打开，脊柱的延展，收核心，大腿前侧发力往前推髋直至双大腿垂直于地面，髋往前与肩往后的拮抗力，手掌与脚掌的拮抗力。

呼吸控制：

吸气上提胸腔，呼气后展。体会吸气扩展胸腔的加深，呼气时推髋向前、后展双肩的加深。保持几组呼吸，然后还原。

体式功效：

骆驼式是轮式的前序体式，该体式可以很好地伸展脊柱，强化背部肌群肌耐力，改善扣肩、驼背现象，塑造紧实优美的背部曲线。同时，也可以培养大腿前侧肌肉的肌耐力，放松颈椎，缓解腰部不适。

8.6　轮　式

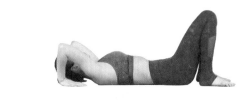

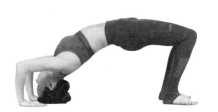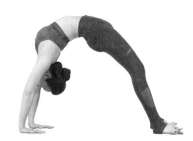

体式步骤:

1. 仰卧。

2. 屈双膝, 双脚分开与肩同宽, 膝盖、脚趾指向正前方, 脚掌踩地, 足跟靠近臀部, 双手放于耳旁, 指尖朝向双肩, 从下腰骶骨开始, 脊柱逐节脉动进入桥式准备, 稳定之后, 双脚大脚趾脚球蹬地, 膝盖往前, 大腿发力内夹, 臀部上抬, 同时双手掌心推地, 双臂内夹, 胸腔上提, 充分后展脊柱, 双臂伸直, 身体呈半圆形。

3. 基础练习者在桥式停留即可; 高阶练习者可加深胸腔上提与脊柱后展的幅度, 保持体式舒展有力, 富有美感。

身体觉知:

觉知胸腔和双肩的充分打开, 脊柱的充分延展, 收核心, 双大臂与双大腿内夹以充分推高胸腔与双肩, 髋往前与双肩往后的拮抗力。

呼吸控制:

吸气手掌、脚掌压实地面, 上提躯干, 呼气收盆底肌, 推髋向前、向上。体会吸气时扩展胸腔, 加深后弯幅度, 呼气时收紧盆底肌加深推髋上提幅度。保持几组呼吸, 然后还原。

体式功效:

轮式是强烈的后弯体式, 需要建立在双臂、双腿以及腰腹力量的基础上进行尝试, 而且进入轮式之前需要进行骆驼式、桥式等前序体式热身。该体式可以很好地伸展脊柱, 完全彻底地舒展胸腔, 强化双腿、双臂、核心、腰腹以及背部肌群肌耐力, 改善扣肩、驼背现象, 塑造紧实优美的背部曲线和挺拔的身姿。

8.7 舞蹈式

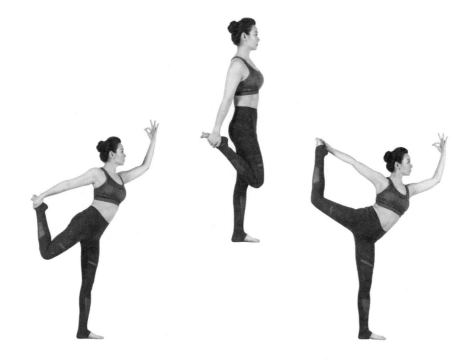

体式步骤：

1. 山式站姿。

2. 屈右膝向后，右臂后展，右手抓握右脚脚踝，双膝并拢保持平衡，抬起左臂向上伸展的同时抬起右腿向后伸展，胸腔上提，延展脊柱，髋部中正，充分上抬左臂与右腿，目视前方。

3. 基础练习者在舒适的幅度停留即可；高阶练习者可加深胸腔上提与脊柱后展以及上抬腿的幅度，保持体式舒展有力，富有美感。

身体觉知：

觉知胸腔和双肩的充分打开，脊柱的充分延展，伸直腿、大脚趾脚球压地启动外侧臀肌，屈膝腿大小腿发力上抬，手掌与脚掌的拮抗力，收核心，双肩后旋下沉，放松斜方肌，培养背部肌群力量。

呼吸控制：

吸气上提胸腔与大腿，呼气核心控制稳定。体会吸气时展胸腔、上抬腿幅度的加深，呼气时头顶与脚尖互相靠近的感觉。保持几组呼吸，然后还原进入对侧练习。

体式功效：

舞蹈式需要建立在双臂、双腿以及腰腹力量的基础上进行尝试。该体式可以很好地伸展脊柱，舒展胸腔，纵向展髋，强化双腿、双臂、核心、腰腹以及背部肌群肌耐力，改善扣肩、驼背，塑造紧实优美的背部曲线和挺拔的身姿。

8.8 牛面式

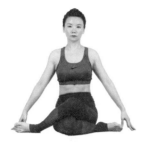
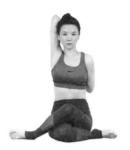
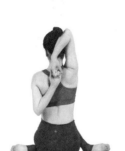
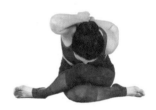

体式步骤：

1. 长坐姿。

2. 双腿屈膝交叠，左膝位于右膝正上方，足跟贴近臀部两侧，脚心向后，右臂经体侧向上举过头顶，屈肘，手掌心贴于后背，同时左臂经体侧打开后旋绕，屈肘，双手在背后相扣，脊柱延伸。双膝重叠成一条直线，足跟贴臀部外侧，臀部两侧均匀着地。

3. 基础练习者尝试双手抓握即可；高阶练习者可加深双手抓握的幅度，尝试双臂远离背部，身体前屈，鼻尖触碰膝盖。

身体觉知：

觉知双肩的打开，腋窝的舒展，双手互拉的拮抗力，手肘不要压迫头顶，抬头，视线平视前方，收核心，沉肋骨，躯干前后侧等长平行伸展。

呼吸控制：

吸气展开双肩，呼气前屈停留。体会吸气时双肩后展的加深，呼气时身体前屈折叠的加深。保持几组呼吸，然后还原进入对侧练习。

体式功效：

该体式可以很好地伸展脊柱，舒展胸腔，强化背部，打开双肩，温柔按摩胸大肌，消除副乳，改善扣肩、驼背等不良体态。

8.9 鸟王式

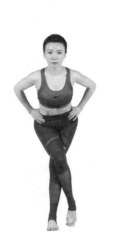 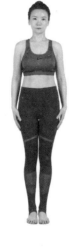 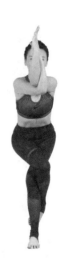

体式步骤:

1. 山式站姿。

2. 屈膝,右腿缠绕于左腿上,右脚勾住左小腿,双臂前平举,左臂在上,右臂在下,双臂缠绕,双手合掌,拇指指向眉心,抬起大臂平行于地面,目视前方,脊柱延展,骨盆中正,屈膝下蹲。

3. 基础练习者右脚脚尖点地;高阶练习者上抬手肘,屈膝后蹲,右脚脚尖缠绕左小腿。

身体觉知:

觉知双肩的打开,肩胛骨的舒展,背部肌群的放松,斜方肌后旋下沉,收核心、沉肋骨,躯干前后侧等长平行伸展,夹紧双腿。

呼吸控制:

吸气脊柱延展,呼气屈膝下蹲。体会吸气时双肩后展,双臂上提的加深,呼气时大小腿缠绕及下蹲的加深。保持几组呼吸,然后还原进入对侧练习。

体式功效:

该体式可以锻炼提升整体的平衡能力和专注力,活化手部和肩部以及手腕关节的灵活性,放松背部,使手臂更灵活,收紧双臂松弛的肌肉,使手臂线条更美,避免"鼠标手"的产生,收紧大腿。生理期前练习该体式可以缓解生理期的不适症状。

8.10　鹤禅式

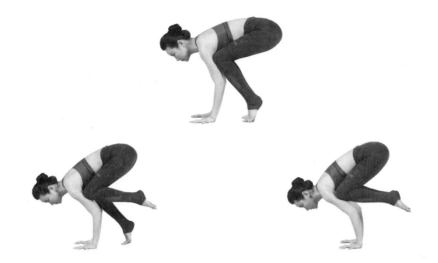

体式步骤：

1. 山式站姿。

2. 双脚分开与肩同宽，屈膝下蹲，双手置于双脚前方，十根手指及掌心压实地面，双膝抵住腋窝，身体前移，肘微屈，重心前移至双臂，同时双脚抬离地面，头、小腿与地面平行，背部平展，肘内收指向正后方，目视鼻尖。

3. 基础练习者单脚交替抬起即可，也可尝试双脚脚尖稍微离地；高阶练习者夹紧双臂，双脚抬起，小腿与地面平行，保持体式舒展有力，富有美感。

身体觉知：

觉知意识的专注，双臂、双腿、核心肌群以及背部肌群的控制力，两大臂与两膝盖的拮抗力，双肘夹紧内收，核心收紧增强控制力与稳定性。

呼吸控制：

吸气夹紧双臂，呼气抬高双脚。体会吸气时重心前移，展开双肩，延展脊柱，呼气时手掌撑地，加深上身前屈与双脚抬高的幅度。保持几组呼吸，然后还原。

体式功效：

该体式可以锻炼提升整体的平衡能力和专注力，强化双臂力量，活化手部和肩部以及手腕关节的灵活性，使手臂更灵活，收紧双臂松弛的肌肉，使手臂线条更美。这也是一个用自身重量去锻炼身体的好方式。

8.11 炮弹式

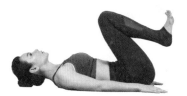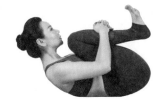

体式步骤：

1. 仰卧。

2. 屈双膝，双手十指相交于小腿胫骨中部，双肘内收，双大腿紧贴腹部，脚尖回勾，头部、上背部抬起，鼻尖触膝。该体式是一个放松体式，可滚动至脚掌踩地，然后还原至背部着地，进入动态练习。

3. 基础练习者在舒适的幅度停留即可；高阶练习者脚尖回勾，鼻尖触碰膝盖，加深体式的幅度。

身体觉知：

觉知胸腔、双肩与脊柱的放松。

呼吸控制：

吸气准备，呼气抬头触膝，大腿贴近躯干。体会在一呼一吸间身体的扩展与收缩，使鼻尖与膝盖无限靠近。保持几组呼吸，然后还原。

体式功效：

炮弹式是在前面一系列开肩与后弯体式之后一个非常好的放松与修复性的体式，该体式可以有效地释放下腰背部和双肩压力和疲劳，缓解腰背部疼痛，安抚神经系统，提高内脏器官功能，改善消化，缓解便秘，减少腹部脂肪。

8.12 大拜式

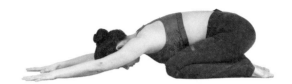

体式步骤:

1. 金刚坐姿。

2. 双手从身体两侧向上延伸高举过头顶,髋屈曲,上体自然伸展向前,双手及小臂放于地面,掌心向下,额头触地。大幅度屈髋屈膝,双膝可略分,以身躯舒展前伸。该体式是一个放松体式,放松双肩,臀坐脚跟。

3. 基础练习者在舒适的位置停留即可;高阶练习者可抬起双手掌,呈碗状支撑进入主动婴儿式,双肩后旋,舒展腋窝,打开双肩,重心推回脚后跟。

身体觉知:

觉知双肩的放松,指尖往前延伸舒展腋窝与臀往后坐实脚跟的拮抗力。

呼吸控制:

吸气延展脊柱,呼气重心后移。体会在一呼一吸之间身体的延展。保持几组自然的呼吸,然后还原。

体式功效:

大拜式是许多支撑性体式的预备体式,也是一个非常好的放松与修复性的体式,该体式可以有效地释放下腰背部和双肩压力和疲劳,缓解腰背部疼痛,提高内脏器官功能,改善消化,缓解便秘,减少腹部脂肪。

8.13　仰卧放松

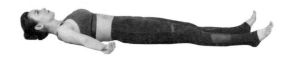

体式步骤：

1. 仰卧。

2. 双脚分开，足尖朝外，双臂微分，掌心向上，微闭双眼，全身放松，腰背尽量贴合于地面，下颌微收。

3. 基础练习者慢慢寻找通过觉知放松肌肉以及关节的能力；高阶练习者心里默念身体的每一块肌肉与关节，以觉知的游走带动全身的放松。

身体觉知：

觉知从脚趾头开始，一点一点地放松体式练习后紧张、躁动的身体，顺着身体的每一根骨头、每一个关节、每一块肌肉、每一个细胞，直至到达头顶，你能觉知到的每个部位都去放松它。

呼吸控制：

自然缓慢地呼吸，体会一呼一吸间，新鲜的空气充盈身体的每一个细胞，体内的浊气被彻底清空。

体式功效：

仰卧放松又称摊尸式，是本书每个体式章节练习之后都会使用到的休息术。瑜伽体式练习之后进行休息术是非常必要和重要的。休息术可以让身体完全放松下来，安抚身体，恢复精力。初学者要注意，不要在仰卧放松中睡着，要保持觉知力。

第七脉轮顶轮，位于头顶百会穴，它与宇宙、灵性、意识联系在一起。顶轮开悟状态较难达到，需要日复一日不断精进地练习，需要持之以恒的理论学习并不断自我反思与自省。本章体式编排以顶轮倒立为主，同时包括了部分其他高级综合性体式，旨在通过有所变换的进阶练习培养体能，以融合的方式逐步走向高级。本章体式可兴奋神经、缓解疲劳，有助于身心保持活力与清醒，也有助于克服恐惧，超越自我的心智历练。尤其是倒立的体式，它在瑜伽中是一个庞大的体式群，对体能要求较高。它有无数种变化体式，能够让我们打破一概正面看世界的思维习惯，尝试换个角度去看待现实的世界，去反思现实生活，从而给我们的身体带来不曾体验过的放松与舒适的感觉。体能的培养和心智的磨炼是实现瑜伽练习从初级走向高级阶段的秘诀。把这样的认知体验迁移到我们的工作和学习中同样适用，反复练习和不断反思是所有成功的秘诀。这正是本书的最终追求，以瑜伽练习为手段，以实现练习者能力的超越为主旨。因此，本章将从体式层面、觉知层面、呼吸层面，从不同维度，由浅入深地详细讲解几组高级综合性体式的练习方式。

9.1 海豚式

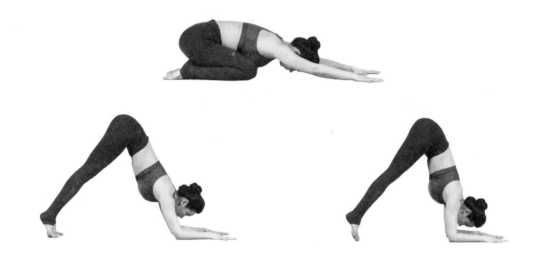

体式步骤：

1. 大拜式进入。

2. 脸朝下，腹部贴地，臀部坐到脚跟上，双脚分开与髋同宽，伸直双臂，双手掌心朝下，五个手指大大分开压实地面，双脚脚尖蹬地，伸直膝盖，髋带领身体从地面抬起往后延伸，曲肘，手掌及小臂不要离开地面，视线看双手之间，伸展腿，延展着后背，双脚往前走直至大小臂呈 90 度。

3. 基础练习者在舒适的幅度停留即可；高阶练习者曲手肘，延展背部，逐渐往前走，加深体式的幅度。

身体觉知：

觉知双肩的稳定性，培养背部肌群的力量，打开腋窝，收核心，沉肋骨。

呼吸控制：

吸气压实双臂，延展脊柱与后背，呼气双脚前走。体会吸气时大地力量通过双臂传递至整个后背，推肩往上寻找天空，呼气时双脚持续前进，直至臀部位于肩的正上方，不断加深展肩与推髋的幅度。保持几组呼吸，然后还原。

体式功效：

海豚式是建立肩关节稳定性以及核心控制力的一个柔和的高阶体式，是进入许多倒立性体式的前序体式。它可以有效激活肩背部能量，培养肩背部肌群肌耐力，可以很好地美化双肩、紧实后背、减少腹部脂肪。

9.2　半手倒立式

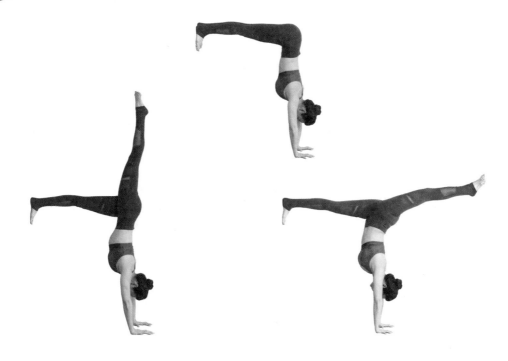

体式步骤:

1. 金刚坐姿。

2. 臀部离墙一条腿长,背对墙面,身体前倾,双手放于臀部两侧,双手撑地全手掌压实地面,伸直双臂,头顶自然落于双臂之间,屈双膝,脚掌踩向身后的墙面,稳定之后,脚掌缓慢向上移动直至伸直双腿,双腿与地面平行,与上身及双臂呈 90 度。

3. 基础练习者在此停留即可;高阶练习者夹紧双臂,控制核心,缓慢向上抬起一条腿,脚尖指向天空,如果还可以,抬起腿缓慢往体后移动直至双腿成一条直线,保持体式挺拔有力、舒展,富有美感。

身体觉知:

觉知意识的专注,双腿、双臂、核心肌群以及背部肌群的控制力,全脚掌与墙面的拮抗力,全手掌与地面的拮抗力,收住肋骨,双肩上提制造双肩与双耳的空间。

呼吸控制:

吸气双手掌撑地、延展脊柱与后背,呼气双脚推墙面。体会吸气时大地力量通过双臂传递至整个后背,推肩往上寻找天空,呼气时双脚持续推墙延展,直至臀部位于肩的正上方,不断加深展肩与推髋的幅度。保持几组呼吸,然后还原进入对侧练习。

体式功效:

半手倒立式是借助墙面逐步建立肩关节稳定性以及核心控制力的一个过渡性体式,该体式是进入完全倒立性体式的体能准备以及心理准备性体式,可以很好地激活肩背部能量,培养肩背部肌群肌耐力,减少腹部赘肉,塑造迷人的马甲线,同时依靠墙面练习可以帮助练习者逐步克服对倒立的恐惧情绪。

9.3　头倒立式

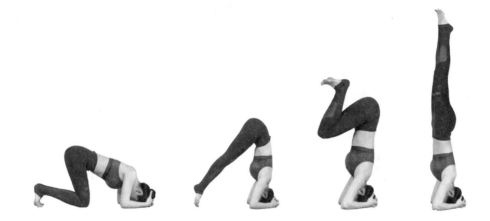

体式步骤：

1. 金刚坐姿。

2. 身体前倾，双手十指交叉，双肘分开与肩同宽置于前方地面，头顶触地，头后侧抵在双手掌内，脚趾回勾，伸直双膝，抬起臀部，脚尖走向面部方向，使臀部升至最高点，屈双膝，缓慢有控制地双脚离地，大腿贴向腹部，收紧腰、背、腹部肌肉，背部保持与地面垂直，缓慢有控制地伸直双膝，直至躯干与地面垂直。

3. 基础练习者尝试屈膝，双脚脚尖交替离地即可；高阶练习者延展腰背抬高双腿，垂直于地面，保持体式挺拔有力、舒展，富有美感。

身体觉知：

觉知意识的专注，双腿、核心肌群以及肩背肌群的控制力，脚尖往上与手肘往下的拮抗力，手肘下压、双肩后退制造双肩与耳朵的空间。

呼吸控制：

吸气双手掌撑地、延展脊柱与后背，呼气双脚有控制地缓慢抬起。体会吸气时大地力量通过双臂传递至整个后背，推肩往上寻找天空，呼气时收紧盆底肌，双脚持续上推，直至脚尖指向天空，不断地将大地能量由指尖传导至脚尖。保持几组呼吸，然后还原。

体式功效：

头倒立式是建立在根基强健、核心控制、肩关节稳定基础上的高阶性体式，需要较高的体能以及非常专注的意志力。该体式可非常好地促进血液回流至大脑，滋养面部皮肤。同时，也可以培养肩背部肌群肌耐力，减少腹部赘肉，塑造迷人的马甲线及修长的双腿。患高血压和低血压的病人、晕眩病人、经期、腰椎间盘突出的人不宜做这个练习。

9.4 单腿站立前屈式

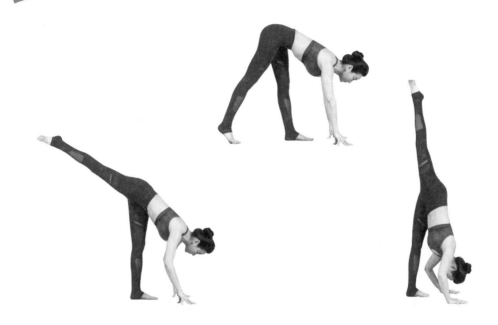

体式步骤:

1. 下犬式进入。

2. 重心移至左腿和双臂,抬右腿,脚跟寻找天花板,双臂、脊柱与右腿在一条直线上,在保持右腿持续抬高的基础上,双手缓慢地移动靠近左腿两侧。

3. 基础练习者在任一前序体式停留即可;高阶练习者持续抬高右腿,左手抓握左脚脚踝,直至右腿抬起至双腿呈一直线垂直于地面,足尖向上,腹、胸、额贴于左腿前侧,保持体式舒展有力,富有美感。

身体觉知:

觉知意识的专注,双腿、核心肌群以及肩背肌群的控制力,右腿往上与左腿往下的拮抗力,头往下寻找脚尖与脚往上寻找天空的拮抗力,双肩外旋后退制造双肩与双耳的空间。

呼吸控制:

吸气脚蹬地,双手掌撑地,延展脊柱与后背,呼气有控制地缓慢抬腿。体会吸气时延展整个后背,呼气时收紧盆底肌,大地的能量透过站立腿传递至上抬腿,双脚持续扎根大地与寻找天空,不断畅通身体能量。保持几组呼吸,然后还原进入对侧练习。

体式功效:

该体式是检验腿部根基力量的高级体式,可以很好地培养腿部肌群、臀部肌群的肌耐力,紧实后背,减少腹部脂肪,增进身体的平衡、协调及专注能力,促进血液循环。

9.5 鸽王式

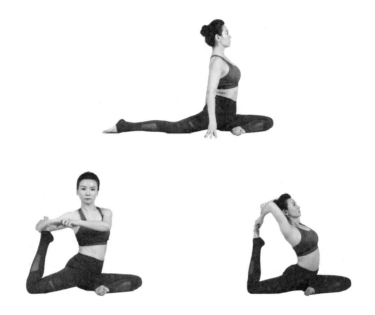

体式步骤：

1. 至善坐姿。

2. 双手放于髋两侧，左腿屈膝压实地面，膝关节指向正前方，左脚跟抵近耻骨，右腿屈膝移至身后，右大腿前侧压实地面，骨盆中正下沉。屈膝后抬右小腿，先用右手肘环抱右脚，再缓慢解开右手，反手抓住右脚脚尖。左手臂先垂直支撑于地面，再缓慢抬左手抓握右手。胸腔打开，脊柱向上伸展。

3. 基础练习者在任一前序体式停留即可，高阶练习者右小腿发力带领双肩外展。

身体觉知：

觉知髋前侧的纵向伸展，胸腔前侧的延展，右小腿往身后方向发力更多，双肩后旋下沉，制造双肩与双耳的空间。

呼吸控制：

吸气让新鲜的空气充盈至整个胸腔和后背，伸展脊柱，呼气展肩、扩展胸。体会身体在一呼一吸之间更好地延展和打开。保持几组呼吸，然后还原进入对侧练习。

体式功效：

该体式可以充分打开髋关节，促进骨盆区血液循环，有利于缓解久坐导致的坐骨神经痛；有利于按摩腹腔器官，促进消化系统功能的发挥，强健腰腹肌肉，减掉腰腹赘肉，告别大肚腩；有效打开胸腔，让僵硬的肩膀张开，伸展整条脊柱，有效拉伸肩、颈、背肌肉群，加强胸廓和脊柱上部的灵活性，对佝偻和驼背有较好的预防和辅助治疗。

9.6 直立抓趾平衡式

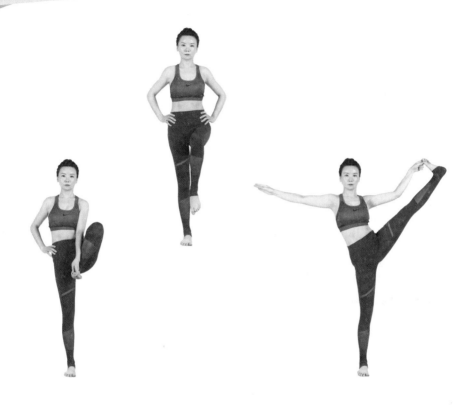

体式步骤：

1. 山式站姿。

2. 双手叉腰，重心移至右腿，曲左膝上抬，左手从内侧用三指抓握左脚大脚趾，右手扶髋保持中正和平衡，缓慢蹬直左腿，脚尖回勾，稳定之后左腿旁侧打开，保持髋中正，右臂侧平举。

3. 基础练习者在任一前序体式停留即可，高阶练习者旁侧打开腿拉向头顶方向，右臂上举。

身体觉知：

觉知双臂左右延伸的拮抗力，右脚大脚趾脚球向下压地，右大腿内侧肌肉收紧上提，臀肌启动，发力更多，收核心，沉肋骨，展胸腔。

呼吸控制：

吸气展开胸腔，延展脊柱，呼气收核心，持续上抬腿。体会吸气时整个身体延展、挺拔的感觉，呼气时收缩盆底肌，收核心，加大上抬腿幅度。保持几组自然呼吸，然后还原进入对侧练习。

体式功效：

该体式可以很好地激活核心控制能力，平坦紧实小腹，塑造迷人的马甲线，同时可以强化手臂、双肩、背部与腿部的肌肉力量，加强身体平衡能力和协调性。高阶平衡性体式有助于集中注意力，将能量集中在脊柱处，增加身体的稳定性。在体式保持过程中，可以提升练习者的空间感和平衡感。

9.7 长颈鹿式

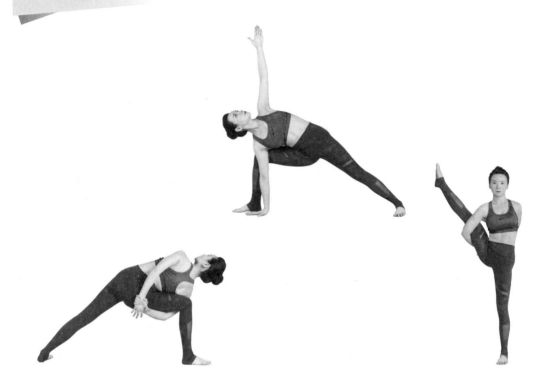

体式步骤：

1. 山式站姿。

2. 双脚分开约两肩半宽，右脚向右转 90 度，左脚内收 30 度，双臂侧平举，屈右膝，躯干向右侧延伸弯曲，右手掌落于右脚内侧地面，然后穿过右腿与左臂十指相扣，缓慢收回左腿靠近右脚，重心转移至左腿，缓慢起身，抬起右腿。

3. 基础练习者在舒适的位置停留即可；高阶练习者十指紧扣，伸直左右腿，不断加深体式幅度。

身体觉知：

觉知双臂拉动抬起腿靠近躯干，伸直腿大腿肌肉收紧上提，脚掌压实地面，抬起腿，脚尖指向天空，两大臂后旋内夹，觉知从脚尖向上往天空与向下往大地延伸的拮抗力。

呼吸控制：

吸气扩张胸腔，挺拔躯干向上延伸，呼气双腿对侧延展。体会吸气时两胸腔、躯干延展的加深，呼气时加深一条腿扎根大地、一条腿直指天空的幅度。保持几组呼吸，然后还原进入对侧练习。

体式功效：

长颈鹿式能振奋精神，培养练习者的专注力和控制力，充分调动体内细胞活力，提高新陈代谢率，促使机体各项功能产生最佳效能。同时，长颈鹿式可以增强髋、膝、踝关节稳定性及腿部力量，伸展腿部内侧、后侧、侧腰及手臂肌群。

9.8　双腿康迪亚式

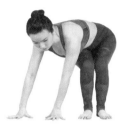

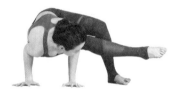
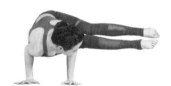

体式步骤:

1. 金刚坐姿。

2. 身体前倾,双手撑地,屈肘,大小臂呈 90 度,保持全手掌在压实地面不动的前提下,曲双腿移动至身体左侧,双臂、双腿夹紧,重心移至双臂,右大腿抵制左大臂,同时伸直抬高双腿,双腿伸直平行于地面,抬高臀部,伸展颈部,头部、背部和双腿在同一平面,保持平衡。

3. 基础练习微曲双腿,臀部略微抬离地面即可;高阶练习者延展脊柱,伸直抬高双腿,保持体式舒展有力,富有美感。

身体觉知:

觉知意识的专注,双腿、核心肌群以及肩背肌群的控制力,双肘夹紧内收,核心收紧,增强控制力与稳定性,双肩外旋、双臂后展制造双肩与耳朵的空间。

呼吸控制:

吸气脊柱伸展,呼气夹紧双腿、上抬,体会吸气时身体的延展,呼气时加深双臂夹紧身体,双腿夹紧大臂的力量。保持几组呼吸,然后还原进入对侧练习。

体式功效:

该体式可以很好地激活核心控制能力,强化手臂、双肩、背部与腿部的肌肉力量,加强身体平衡能力和协调性。高阶平衡性体式有助于集中注意力,将能量集中在脊柱处,增加身体的稳定性。在体式保持过程中,可以提升练习者的空间感和平衡感。

9.9 单腿康迪亚二式

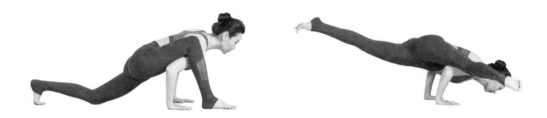

体式步骤:

1. 金刚坐姿。

2. 身体前倾,双手撑地,屈肘,抬右腿向前置于右大臂前方,重心前移至双臂,大小臂呈90度,同时伸直右腿抬起往前,伸直左腿抬起往后,上臂平行于地面,双腿伸直平行于地面,伸展颈部、头部、背部和后展腿成一条直线,保持平衡。

3. 基础练习者后腿脚尖点地即可,也可尝试后脚脚尖稍微离地;高阶练习者延展脊柱,加深前后腿上抬幅度,保持体式舒展有力,富有美感。

身体觉知:

觉知意识的专注,双腿、核心肌群以及肩背肌群的控制力,双腿不同方向伸直的拮抗力,双肘夹紧内收,核心收紧增强控制力与稳定性,双肩外旋、双臂后展制造双肩与双耳的空间。

呼吸控制:

吸气脊柱伸展,呼气先蹬直前腿,再有控制地抬高后腿。吸气脊柱伸展,呼气双臂持续夹紧身体,加大前方腿与后方腿上抬幅度。保持几组呼吸,然后还原进入对侧练习。

体式功效:

该体式可以很好地激活核心控制能力,强化手臂、双肩、背部与腿部的肌肉力量,加强身体平衡能力和协调性。

9.10 肩倒立式

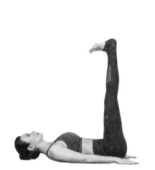 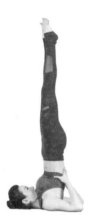 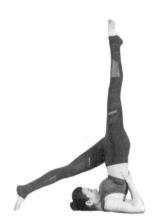

体式步骤：

1. 仰卧。

2. 伸直双臂，掌心向下，双臂下压，腹部用力抬起双腿，臀部、背部抬离地面，同时屈肘与肩同宽，手肘内收撑地，双手掌推送腰背部，使躯干、双腿竖直向上呈一条直线与地面垂直，脚尖回勾，脚掌心向上，下颌微收抵住锁骨。

3. 基础练习者在此停留即可；高阶练习者后背展平与双腿呈一条直线垂直于地面，脚尖竖直指向天空，如果还可以，保持一条腿竖直指向天空，交替着有控制地使另一条腿缓慢落于头顶方向，脚尖点地。

身体觉知：

觉知意识的专注，双腿、核心肌群以及肩背部肌群的控制力，脚尖指向天空与双肩压实地面的拮抗力。

呼吸控制：

吸气延展双腿及肩背，呼气控制停留。体会身体在一呼一吸间的收紧上提，盆底肌以及核心的控制。保持几组呼吸，然后还原。

体式功效：

该体式可以加强颈、肩力量，改善血液循环。患颈椎病、椎间盘突出和高血压者不适宜练习此式。

9.11 犁式

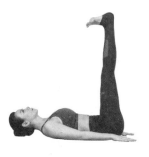

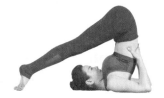
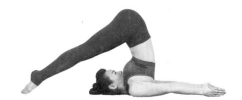

体式步骤：

1. 仰卧。

2. 伸直双臂，掌心向下，双臂下压，腹部用力抬起双腿，臀部、背部抬离地面，同时屈肘与肩同宽，手肘内收撑地，双手掌推送腰背部，双腿越过头顶，脚趾回勾点地，保持背部直立，伸直双腿。

3. 基础练习者在此停留即可；高阶练习者松开双手，体后握拳，双臂压实地面，脚背着地。

身体觉知：

觉知意识的专注，双腿、核心肌群以及肩背部肌群的控制力，脚尖往头顶前方与双臂往身体后方的拮抗力。

呼吸控制：

吸气延展双臂及双腿，呼气控制停留。体会身体在一呼一吸间的对侧延展，盆底肌及核心的控制。保持几组呼吸，然后还原。

体式功效：

犁式通常安排在肩倒立之后，可以按摩腹部，放松背部肌群。患颈椎病、椎间盘突出和高血压者不适宜练习此式。

9.12　膝碰耳犁式

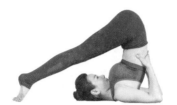

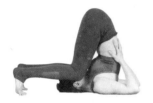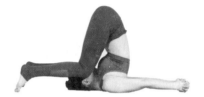

体式步骤：

1. 仰卧。

2. 伸直双臂，掌心向下，双臂下压，腹部用力抬起双腿，臀部、背部抬离地面，同时屈肘与肩同宽，手肘内收撑地，双手掌推送腰背部，双腿越过头顶，脚趾回勾点地，保持背部直立，伸直双腿，稳定之后屈双膝置于双耳旁，脚尖点地，小腿平行于地面。

3. 基础练习者在此停留即可；高阶练习者双膝贴耳，膝盖、小腿、脚背贴地。

身体觉知：

觉知意识的专注，双腿、双肩、核心肌群以及背部肌群的控制力。

呼吸控制：

吸气延展双臂及后背，呼气放松双腿，控制停留。体会身体在一呼一吸间的延展与放松。保持几组呼吸，然后还原。

体式功效：

膝碰耳犁式一般安排在犁式之后，可以按摩腹部，放松背部肌群。患颈椎病、椎间盘突出和高血压者不适宜练习此式。

9.13 鱼式

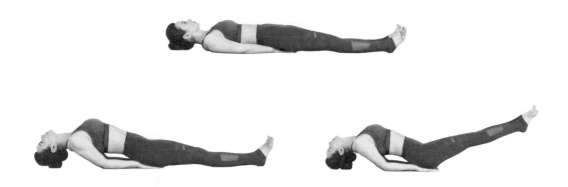

体式步骤：

1. 仰卧。

2. 双腿伸直并拢，绷直脚尖，双手放于臀部下方，上体后倾，双肘下压支撑，胸部挺起，颈部后仰使头顶着地，下颌微收，目视前上方，双肘尽量内收，整个背部形成弓形，鱼式是一个很好的缓解颈肩压力的体式，通常倒立体式之后需要进入鱼式放松。

3. 基础练习者颈部后仰幅度稍浅；高阶练习者抬起双腿，加深颈部后仰幅度。

身体觉知：

觉知髋、腹、胸的放松，颈部肌群以及肩部肌群的放松。

呼吸控制：

吸气扩展胸腔，呼气抬腿。体会身体在一呼一吸间颈肩的放松，盆底肌以及核心的控制。保持几组呼吸，然后还原。

体式功效：

鱼式是肩倒立以及犁式之后很好的放松性体式，可以很好地舒展髋、腹、胸，尤其是缓解倒立以及犁式之后颈肩部的压力。颈部和下背部有伤病者不宜练习此式。

9.14　仰卧放松

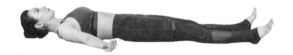

体式步骤：

1. 仰卧。

2. 双脚分开，足尖朝外，双臂微分，掌心向上，微闭双眼，全身放松，腰背尽量贴合于地面，下颌微收。

3. 基础练习者慢慢寻找通过觉知放松肌肉以及关节的能力；高阶练习者心里默念身体的每一块肌肉与关节，以觉知的游走带动全身的放松。

身体觉知：

觉知从脚趾头开始，一点一点地放松体式练习后紧张、躁动的身体，顺着身体的每一根骨头、每一个关节、每一块肌肉、每一个细胞，直至到达头顶，你能觉知到的每个部位都去放松它。

呼吸控制：

自然缓慢地呼吸，体会一呼一吸间，新鲜的空气充盈身体的每一个细胞，体内的浊气被彻底清空。

体式功效：

仰卧放松又称摊尸式，是本书每个体式章节练习之后都会使用到的休息术。瑜伽体式练习之后进行休息术是非常必要和重要的。休息术可以让身体完全放松下来，安抚身体，恢复精力。初学者要注意，不要在仰卧放松中睡着，要保持觉知力。

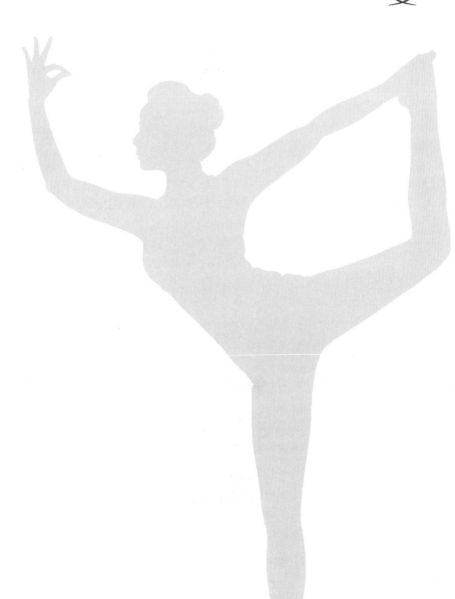

附录1

基础坐姿

至善坐

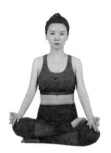

屈左膝，足跟抵近会阴，屈右膝，右脚置于左小腿内侧之上，左脚置于右小腿之下，两脚跟上下重叠，双膝触地，脊柱向上伸展，腰背自然伸直，放松双肩及手臂，双手结成智慧手印。

呼吸：保持自然呼吸。

功效：瑜伽认为人身上有七万二千条经络，我们的生命之气就在这些经络里流通，而至善坐有助于清理这些经络，使之畅通无阻。镇定安详，能补养和增强脊椎的下半段和腹部器官，促进骨盆和耻骨区域血液循环，灵活下肢关节，防止和消除两膝及两踝的僵硬、强直等问题。

金刚坐

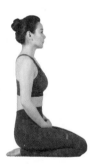

跪姿，双膝并拢，双脚大脚趾并拢，脚跟分开，臀部坐在两脚跟之间，腰背挺直，双肩自然下沉，双手置于大腿前侧。

基础练习者脚跟可分开，高阶练习者脚跟相触。

呼吸：保持自然呼吸。

功效：金刚坐能够刺激脾经和胃经，促进气血运行，促进骨盆区域血液循环，有助于消化，更能刺激下半身血液循环，使腿部经络舒畅，美化腿部线条，灵活下肢关节，安定情绪。

简易坐

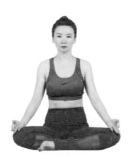

双腿收回交叉，脚分别置于大腿或膝下，髋外展，脊柱中正，伸展腰背，双肩后展下沉，双手结成智慧手印落于膝上，脊柱充分伸展，目视正前方。

呼吸：保持自然呼吸。

功效：简易坐可加强髋、膝、踝的灵活性。

长坐姿

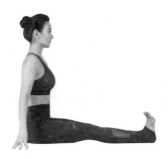

伸直双腿，脚尖回勾，膝窝寻找地面，双肩后旋下沉，放松斜方肌，挺拔脊柱，展开胸腔，沉肋骨，收核心，使上身与躯干呈 90 度，双手自然落于髋两侧。

呼吸：保持自然呼吸。

功效：长坐姿可增强脊椎下半段的灵活性，促进骨盆和耻骨区域血液循环，柔和地拉伸腿部后侧肌群，增强核心控制力。

英雄坐姿

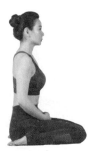

　　跪立，双膝并拢或微分，两脚分开与肩同宽，脚背贴地，脚尖向后，重心后移，臀部落在两脚之间的地面上，脚后跟贴于臀部两侧，手放在大腿上，腰背自然伸直，目视前方。

　　呼吸：保持自然呼吸。

　　功效：英雄式可消除两脚脚跟的疼痛，促使形成适当的足弓度，有助于治愈扁平足。这个体式可以使患跟骨刺的人减少痛苦，并逐渐使跟骨刺消失。英雄式还有助于治愈膝部由于痛风和风湿症所引起的疼痛。在该体式中，大腿前侧的肌肉得到拉伸，背部得到伸展，可以有效地放松背部，缓解压力。

卧英雄式

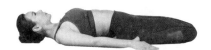

　　跪立，双膝并拢或微分，两脚分开与肩同宽，脚背贴地，脚尖向后，重心后移，臀部落在两脚之间的地面上，脚后跟贴于臀部两侧，上体后倾，双肘依次落于体后撑地，胸腔上提，头部后仰至头顶触地，双臂上举过头顶互抱肘触地。

　　呼吸：吸气胸腔上提，呼气还原。

　　功效：这个体式可以伸展腹部器官和骨盆区域，促进血液循环，灵活膝、踝关节。在这个体式中，大腿前侧肌群的拉伸，可以有效地缓解运动引起的腿部疼痛。但是，患严重颈椎病者，不宜练习此体式。

全莲花坐式

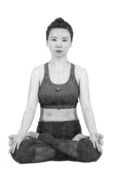

　　屈右膝，右脚背置于左大腿根部，屈左膝，左脚背置于右大腿根部，足跟抵住腹股沟，脚掌心向上，双膝尽量下沉贴地，双手结成智慧手印，置于双膝上，背部挺直，双肩后展下沉，下颌微收，目视前方。

　　呼吸：保持自然呼吸。

　　功效：莲花坐姿可以使头、躯干自然地保持直线，并可以长时间保持身体的坐姿稳固。腿部的血流减慢，血液大量供应到腹、胸所有脏器，腰椎和骶骨处的神经最先受益，中枢神经被滋养，使整个神经系统焕发活力，使我们长久地坐着却保持着警醒。它可以缓解肌肉紧张，降低血压。

附录2 双人瑜伽赏析

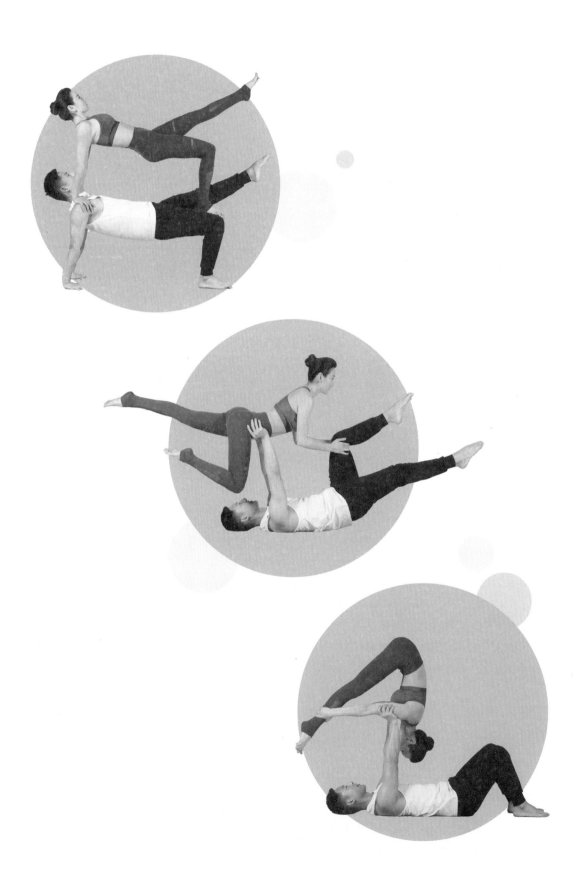

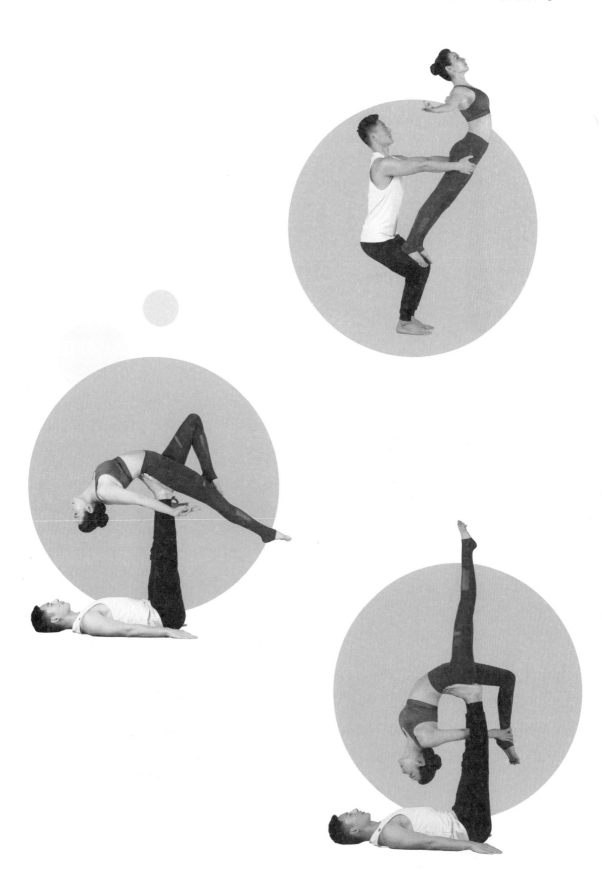

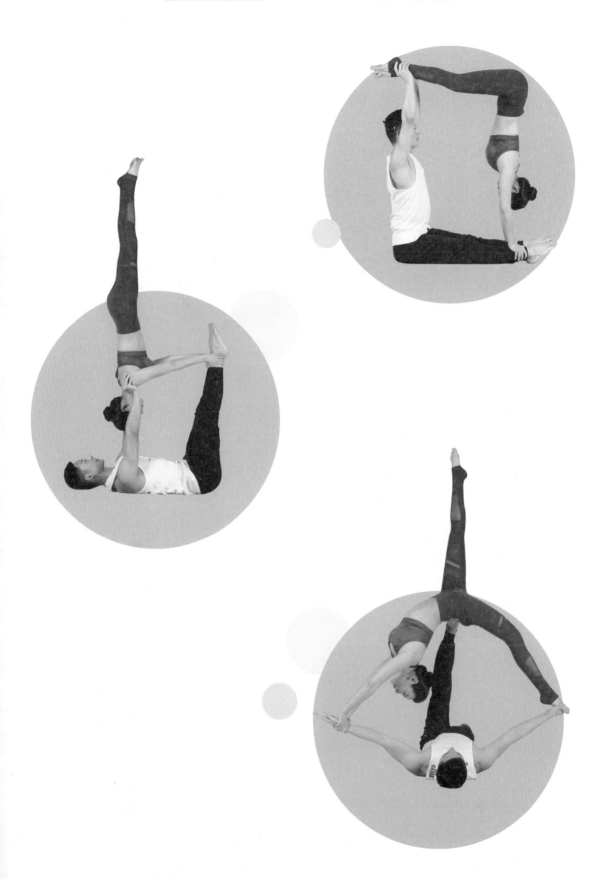